Ratgeber Chronische Depression

Ratgeber zur Reihe Fortschritte der Psychotherapie
Band 30
Ratgeber Chronische Depression
von Dr. Larissa Wolkenstein und Prof. Dr. Martin Hautzinger

Herausgeber der Reihe:

Prof. Dr. Kurt Hahlweg, Prof. Dr. Martin Hautzinger,
Prof. Dr. Jürgen Margraf, Prof. Dr. Winfried Rief

Begründer der Reihe:

Dietmar Schulte, Klaus Grawe, Kurt Hahlweg, Dieter Vaitl

Ratgeber Chronische Depression

Informationen für Betroffene und Angehörige

von Larissa Wolkenstein
und Martin Hautzinger

HOGREFE

GÖTTINGEN · BERN · WIEN · PARIS · OXFORD · PRAG
TORONTO · BOSTON · AMSTERDAM · KOPENHAGEN
STOCKHOLM · FLORENZ · HELSINKI

Dr. Larissa Wolkenstein, geb. 1980. Seit 2010 Akademische Rätin am Lehrstuhl für Klinische Psychologie und Psychotherapie an der Universität Tübingen.

Prof. Dr. Martin Hautzinger, geb. 1950. Seit Oktober 1996 Ordinarius für Psychologie und Leiter der Abteilung Klinische Psychologie und Psychotherapie am Psychologischen Institut der Universität Tübingen.

Bibliografische Information der Deutschen Nationalbibliothek
Die Deutsche Nationalbibliothek verzeichnet diese Publikation in der Deutschen Nationalbibliografie; detaillierte bibliografische Daten sind im Internet über http://dnb.dnb.de abrufbar.

Göttingen · Bern · Wien · Paris · Oxford · Prag · Toronto · Boston
Amsterdam · Kopenhagen · Stockholm · Florenz · Helsinki
Merkelstraße3, 37085 Göttingen

http://www.hogrefe.de
Aktuelle Informationen · Weitere Titel zum Thema · Ergänzende Materialien

Umschlagabbildung: © artush – Fotolia.com
Satz: ARThür Grafik-Design & Kunst, Weimar
Gesamtherstellung: Druckhaus Göttingen, Göttingen
Printed in Germany
Auf säurefreiem Papier gedruckt

ISBN 978-3-8017-2516-7

Inhaltsverzeichnis

Vorwort . . . 7

1 Chronische Depression – Was genau ist das? . . . 11
1.1 Wie äußert sich eine Depression? . . . 11
1.1.1 Charakteristische Merkmale einer Depression . . . 12
1.1.2 Unterschiedliche Formen der Depression . . . 16
1.2 Wann genau ist eine Depression chronisch? . . . 18
1.2.1 Formen der chronischen Depression . . . 18
1.2.2 Besondere Merkmale der chronischen Depression . . . 19
1.3 Ist die chronische Depression das gleiche wie eine therapieresistente Depression? . . . 22
1.4 Wie häufig sind chronische Depressionen und wer entwickelt diese Störung? . . . 24
1.5 Leiden auch Sie unter einer chronischen Depression? . . . 26

2 Wie entsteht eine chronische Depression und warum geht sie nicht von alleine wieder weg? . . . 27
2.1 Das Vulnerabilitäts-Stress-Modell . . . 28
2.1.1 Faktoren, die für eine chronische Depression anfällig machen . . . 28
2.1.2 Stress . . . 34

3 Was kann man gegen eine chronische Depression tun? . . . 36
3.1 Was kann ich selbst gegen eine chronische Depression tun? . . . 36
3.1.1 Aufarbeitung von Prägungen durch wichtige Bezugspersonen . . . 37
3.1.2 Aktivierung, Strukturierung und Aufbau angenehmer Aktivitäten . . . 46
3.2 Wann ist eine Behandlung sinnvoll? . . . 54
3.3 Welche Behandlungsmöglichkeiten gibt es? . . . 54
3.3.1 Medikamentöse Behandlung . . . 55
3.3.2 Hirnstimulation . . . 57
3.3.3 Psychotherapie . . . 60

3.3.4 Wirksamkeit und wissenschaftliche Evidenz . . . 66
3.3.5 Was kann ich zu meiner Behandlung beitragen? . . . 67
3.3.6 Was kann ich von der Behandlung erwarten? . . . 69
3.3.7 Wie bekomme ich eine angemessene Behandlung und was kostet sie? . . . 70

4 Was kann ich als Angehöriger tun? . . . 73
4.1 Sich informieren . . . 73
4.2 Unterstützung auf die richtige Weise anbieten . . . 74
4.3 Umgang mit Traurigkeit und Interessensverlust . . . 74
4.4 Umgang mit Distanziertheit . . . 75
4.5 Umgang mit Zweifeln an der Therapie . . . 75
4.6 Mitarbeit in der Psychotherapie . . . 76

5 Zum Schluss . . . 77

Anhang . . . 78
Literatur . . . 78
Arbeitsblätter . . . 79

Vorwort

Wie so oft sitzt Michael S. in einer schlaflosen Nacht vor dem Computer. Er gibt Schlagworte in eine Suchmaschine ein, die seine Gemütslage gut beschreiben: Traurigkeit, Hoffnungslosigkeit, Selbstzweifel, Interessenlosigkeit. Schnell landet er auf Internetseiten mit Überschriften wie „Ratgeber Depression“ oder „Depressionen erkennen“. Hier sind Anzeichen und Symptome von Depressionen aufgelistet und Michael S. erkennt sich selbst in diesen Beschreibungen wieder. Neben typischen Anzeichen für Depressionen wie Freudlosigkeit, Interessenverlust, Energielosigkeit, Gewichtsveränderung, Schlafstörungen und Suizidgedanken, findet Michael S. auf besagten Internetseiten Angaben über die Verbreitung und den typischen Verlauf von Depressionen. Es ist die Rede davon, dass etwa 15 % aller Menschen irgendwann im Laufe ihres Lebens an einer Depression erkranken und dass die Symptome mal da sein können und dann wieder verschwinden.

Michael S. kommt ins Grübeln. Er kann sich nicht daran erinnern, dass es ihm in seinem Leben je bedeutend besser gegangen wäre als aktuell. Soweit seine Erinnerung zurückreicht, war er traurig, blickte ohne jeglichen Optimismus in die Zukunft, fühlte sich wertlos und wie abgeschnitten vom Rest der Welt.

Bei seiner weiteren Recherche kommt Michael S. auf Internet-Foren zu Depressionen und findet Schilderungen anderer Betroffener, die ihn noch nachdenklicher stimmen. Eine Betroffene schildert ihre Ängste:

> „[…] Zurzeit geht mir oft im Kopf herum, wie lange ich schon gegen meine Depressionen kämpfe. Ich habe schon öfters gelesen, dass man ab 2 Jahren von einer chronischen Depression spricht. Nun bin ich zwar im Winter erst 1 Jahr in Therapie, aber ich weiß, dass ich sie schon sehr viel länger habe. Je näher diese 2-Jahres-Grenze in meinem Kopf rückt, desto unruhiger werde ich. Was, wenn ich es nicht mehr schaffe? Werde ich nie wieder normal? Mag sein, dass es in den Ohren anderer lächerlich klingt, über was ich mir Sorgen mache. Für mich ist es eine Katastrophe. Ich habe Angst vor dem Älterwerden. Vor dem Erwachsensein. Vor den vielen Problemen. Mir scheint das Leben eine einzige Tortur zu sein. Woher weiß ich, dass es nicht für immer bleibt?“

Ein anderer Nutzer des Forums schreibt:

> „Ich leide schon fast mein halbes Leben an Depressionen. In den letzten 8 Jahren habe ich viel Therapie gemacht, ambulant und stationär, auch medikamentös, verschiedenste Therapieformen … wenn ich objektiv darauf schaue, sehe ich schon, dass sich meine Lebensqualität verbessert hat. Ich versuche auch, aktiv selber gegen die Depressionen anzugehen (Sport, Entspannung, gewisse Lebensführung halt allgemein). Die letzten Tage ist wieder viel eingebrochen. Klar kann ich dafür auch Gründe nennen, das sind allerdings Dinge, die im Leben immer wieder auftauchen, d. h. die ich nicht aus meinem Leben beseitigen kann. Eigentlich komme ich mittlerweile auch mit den Tiefs so halbwegs klar. Dachte ich zumindest. Trotzdem ist da immer noch dieser Impuls, alles hinzuwerfen, irreversible Entscheidungen zu treffen (Freundschaften zu beenden, Uni abzubrechen etc.), weil ich denke, dass sowieso nie alles gut werden wird. Laut Diagnosen muss ich mich wohl auch damit abfinden, an chronischen Depressionen zu leiden. Einerseits schäme ich mich, deswegen rumzujammern, es gibt schlimmere chronische Erkrankungen. Andererseits leide ich darunter und kann mir nicht vorstellen, wie das ein Leben lang weitergehen soll. Ich versuche, jeden Tag zu meistern, aber ich werde in einem Monat 24 und da denkt man ja langsam auch mal in längerfristigen Bahnen. Also was Job und Familie angeht vor allem. Zum Teil beginne ich, meine Lebensplanung in eine Richtung zu lenken, die die Depressionen einplant. Also z. B. dass ich immer mehr mit dem Kinderkriegen abschließe. Natürlich kann es sein, dass ich irgendwann ganz gesund bin, aber nach so langer Zeit rechne ich nicht mehr damit. Zukunftsplanung ist für jeden schwer, aber wie ich diese Komponente „Depressionen“ da noch unterkriegen soll, weiß ich nicht.“

Beide Beschreibungen verdeutlichen, was auch der Erfahrung von Michael S. entspricht: Es gibt Menschen, die an chronischen Depressionen leiden. Menschen, bei denen die Symptome der Depression nicht wie bei der Mehrzahl der Betroffenen kommen und nach einigen Wochen wieder vergehen, sondern die die längste Zeit ihres Lebens an depressiver Verstimmung leiden. Kennen Sie das auch von sich oder von einem Ihrer Angehörigen?

Dieser Ratgeber wendet sich in erster Linie an Menschen, die unter einer solchen, chronischen Depression leiden. Wir möchten Ihnen in einem ersten Schritt Informationen zum besseren Verständnis der chronischen Depression an die Hand geben. Darüber hinaus möchten wir Wege aufzeigen wie Sie aus der chronischen Depression wieder herausfinden können und Ihnen dabei helfen, erste Schritte zur Bewältigung des Problems zu gehen. Sicherlich ist dieser Ratgeber auch für Angehörige von Menschen, die unter einer chronischen Depression leiden, von Interesse. Der Ratgeber kann Ihnen dabei helfen, die Situation Ihrer/Ihres Angehörigen besser nachzuvollziehen. Zudem enthält er Hinweise, wie Sie nahestehende Personen in der Bewältigung ihrer Erkrankung unterstützen können.

Tübingen, im Juni 2014

Larissa Wolkenstein und
Martin Hautzinger

1 Chronische Depression – Was genau ist das?

1.1 Wie äußert sich eine Depression?

Depressionen sind psychische (seelische) Erkrankungen, die durch ein Gefühl von Traurigkeit, Verlust von Freude, Interessenlosigkeit, emotionale Leere, Antriebslosigkeit und zahlreiche körperliche Beschwerden gekennzeichnet sind.

Bittet man Betroffene, ihr Befinden und sich selbst zu beschreiben, so fallen häufig Sätze, die den nachfolgend aufgeführten ähneln.

Beispiele für Selbstbeschreibungen:

- „Ich bin sehr niedergeschlagen, traurig und verstimmt."
- „Ich habe überhaupt keine Energie mehr, bekomme nichts mehr richtig hin und bin völlig antriebslos."
- „Ich habe starke Selbstzweifel, glaube, dass ich eigentlich nichts wirklich kann, und fühle mich richtig wertlos."
- „Ich habe Schlafstörungen. Ich kann nur sehr schwer einschlafen, wache zwischendurch immer wieder auf und erwache auch morgens viel früher als sonst."
- „Ich kann mich auf nichts richtig konzentrieren. Früher habe ich gerne ein gutes Buch oder Zeitung gelesen. Heute ist das undenkbar – ich kann mich gar nicht mehr richtig auf den Inhalt konzentrieren."
- „Ich denke oft, dass das Leben sowieso keinen Sinn hat. Oft wünsche ich mir, einfach nicht mehr da zu sein."
- „Manchmal denke ich darüber nach, mir das Leben zu nehmen. Dann hätte ich endlich Ruhe."

Einige der genannten Gefühlszustände und Beschwerden sind, wenn sie ein bestimmtes Ausmaß und/oder eine bestimmte Dauer nicht überschreiten, Teil des gesunden menschlichen Erlebens: Nahezu jeder Mensch erlebt beispielsweise in besonders stressreichen Lebensphasen oder auch nach belastenden Ereignissen, wie einem Verlust, einem Misserfolg, Zeiten der Einsamkeit oder einer Enttäuschung, vereinzelt depressive Symptome wie Traurigkeit, Lustlosigkeit oder Erschöpfung. Es gibt jedoch Menschen, bei denen mehrere charakteristische Merkmale der Depression über einen längeren Zeitraum hinweg gemeinsam vorliegen. In solchen Fällen spricht man im Gegensatz zu der umgangssprachlichen Verwendung des Begriffs „Depression“ von einer klinisch bedeutsamen, d. h. krankheitswertigen Depression.

1.1.1 Charakteristische Merkmale einer Depression

So unterschiedlich wie Menschen an sich sind, äußern sich auch Depressionen von Mensch zu Mensch verschieden. Dennoch gibt es Merkmale, also Symptome der Depression, die viele Betroffene in ähnlicher Art und Weise erleben.

Diese wesentlichen Symptome der Depression betreffen verschiedene Bereiche des menschlichen Erlebens und Verhaltens und lassen sich daher gut auf fünf verschiedenen Ebenen beschreiben:

- Auf der *Gefühlsebene* lässt sich beschreiben, wie sich eine Depression für die Betroffenen typischerweise anfühlt.
- Auf der *gedanklichen Ebene* lässt sich zusammenfassen, welche Gedanken üblicherweise auftreten, wenn man unter einer Depression leidet.
- Auf der *körperlichen Ebene* kann man beschreiben, welche körperlichen Reaktionen im Rahmen einer Depression häufig auftreten.
- Auf der *motivationalen Ebene* lässt sich verdeutlichen, was Betroffene dazu veranlasst, bestimmte Dinge zu tun bzw. nicht zu tun, sich also in einer bestimmten Art und Weise zu verhalten.
- Auf der *Verhaltensebene* kann schließlich beschrieben werden, wie sich Menschen, die unter einer Depression leiden, typischerweise verhalten, wie sie sich bewegen und wie ihr Erscheinungsbild ist.

Im folgenden Abschnitt möchten wir auf häufig vorkommende Symptome der Depression genauer eingehen. Dabei werden wir die Symptome aufgeteilt nach den soeben aufgeführten Ebenen beschreiben.

Die Gefühlsebene: Wie fühlt sich eine Depression an?

Das zentrale Gefühl im Rahmen einer Depression ist meist ein Gefühl von Traurigkeit und Niedergeschlagenheit. Für manche Betroffene fühlt sich das ähnlich an wie Trauer, andere wiederum sagen, dass sich das Gefühl von Traurigkeit im Rahmen einer Depression anders anfühlt als das übliche Gefühl von Trauer, das sie beispielsweise dann empfinden, wenn eine ihnen nahestehende Person gestorben ist oder sich etwas anderes Schlimmes in ihrem Leben ereignet hat. Auch Gefühle von Hoffnungslosigkeit und Hilflosigkeit werden oft beschrieben. Einige Betroffene fühlen sich verlassen und einsam. Manche beschreiben, dass sie vor allem ein Gefühl von Leere verspüren, also eher gefühllos sind und eine gewisse Distanz zur Umwelt empfinden. Auch Gefühle von Unzufriedenheit, Selbstunsicherheit und Schuld können im Rahmen einer Depression auftreten. Es ist allerdings auch denkbar, dass Gefühle von Feindseligkeit auftreten. Manche empfinden auch besonders viel Angst.

Die gedankliche Ebene: Was und wie denken Personen mit Depressionen?

Viele Betroffene haben sich selbst gegenüber eine negative Einstellung. Sie sind beispielsweise der Meinung, dass sie nichts wert seien, nichts können und auch rein äußerlich unattraktiv sind. Sie üben gedanklich also permanent Selbstkritik aus. Viele Betroffene haben jedoch nicht nur sich selbst, sondern auch anderen Menschen gegenüber eine negative Einstellung. Sie erwarten nichts Gutes von ihren Mitmenschen. Auch gegenüber der Zukunft haben Personen mit Depressionen oft eine negative Einstellung. So sehen sie die Zukunft oft wie eine Sackgasse oder ein schwarzes Loch. Das Leben erscheint ihnen ausweglos und zwecklos. Sie machen sich mehr Sorgen als gewöhnlich, erwarten Katastrophen oder auch Bestrafung für Dinge, die sie getan oder auch nicht getan haben. Die negativen Gedanken können auch wahnhafte Ausmaße annehmen. Beispielsweise kann es sein, dass Betroffene der festen Überzeugung sind, dass sie sich versündigt haben und daher bestraft werden sollten. Oder dass sie sich sicher sind, dass sie entweder arm sind oder in Zukunft arm sein werden, obwohl ihre finanzielle Situation objektiv unbedenklich ist und es keine Hinweise darauf gibt, dass sich dies zukünftig verändern wird. Nicht selten denken die Betroffenen an den

Tod oder daran, wie es wäre, tot zu sein oder leiden unter Selbstmordgedanken.

Neben diesen inhaltlichen Auffälligkeiten im Denken gibt es im Rahmen einer Depression auch Auffälligkeiten im Prozess des Denkens. Beispielsweise bereitet das Denken den Betroffenen oft große Mühe. Sie haben starke Konzentrationsprobleme, leiden unter Einfallsarmut und tendieren dazu, stark zu grübeln.

Die körperliche Ebene: Welche körperlichen Reaktionen treten im Rahmen einer Depression auf?

Oft geht eine Depression einher mit körperlich spürbarer innerer Unruhe, Erregung, starker (An-)Spannung oder auch Reizbarkeit. Andererseits werden auch häufig Gefühle von Schwäche und leichter Ermüdbarkeit berichtet. Schlafstörungen sind ein sehr häufig auftretendes Symptom der Depression, wobei manche Betroffenen darüber klagen, dass sie nicht einschlafen können, nachts häufig aufwachen oder auch morgens deutlich früher erwachen als gewöhnlich, wohingegen andere berichten, dass sie deutlich vermehrt schlafen. Die Schlafdauer im Rahmen einer Depression kann im Vergleich zu symptomfreien Zeiten also entweder deutlich vermindert oder auch deutlich erhöht sein. Ähnlich verhält es sich mit dem Appetit bzw. dem Gewicht der Betroffenen. Während manche über Appetitlosigkeit und/oder Gewichtsverlust klagen, berichten andere von einer deutlichen Appetitsteigerung und/oder Gewichtszunahme. Ein weiteres weit verbreitetes Merkmal der Depression ist der Mangel bzw. Verlust des Interesses an körperlicher Intimität und Sexualität. Viele Menschen, die unter einer Depression leiden, berichten außerdem von allgemeinen körperlichen Beschwerden wie Kopfdruck, Magenproblemen oder auch Verdauungsbeschwerden.

Die motivationale Ebene: Was veranlasst Menschen mit Depressionen dazu, sich so zu verhalten, wie sie es tun?

Menschen, die unter Depressionen leiden, sind häufig eher bestrebt, Misserfolge zu vermeiden, als Erfolge zu erzielen. Angesichts der Tatsache, dass sie oft Minderwertigkeitsgefühle haben und in der Regel erwarten, dass die Zukunft nur Negatives bringen wird, ist das nachvollziehbar. Dennoch hat es oft ungünstige Konsequenzen. Man stelle sich einen Ski-Abfahrtsläufer vor, der in erster Linie versucht, Stürze zu vermeiden. Zwar ist es relativ wahrscheinlich, dass dieser ohne Sturz unten am Hang ankommt, doch ist es gleichzeitig relativ unwahrscheinlich, dass er später als einer der Besten auf dem Podest stehen wird. Diese Metapher verdeutlicht, dass das Rückzugs- und Vermeidungsverhalten, welches Menschen mit Depressionen aufgrund ihrer Misserfolgsorientierung häufig zeigen, nicht nur darin resultiert, dass sie tatsächlich die Wahrscheinlichkeit verringern, Misserfolge zu erleben, sondern oft auch darin, dass sie die Möglichkeit, positive Dinge zu erleben – wenn auch unbeabsichtigt – ebenfalls reduzieren.

Was das Verhalten Betroffener außerdem oft motiviert, ist das Erleben von Nicht-Kontrolle und Hilflosigkeit. Oft haben sie das Gefühl, die Geschehnisse in ihrem Leben nicht beeinflussen zu können, und den gesamten negativen Erfahrungen hilflos ausgeliefert zu sein. Entsprechend vermeiden sie viele Dinge (wie beispielsweise den Kontakt zu anderen Menschen, Ereignisse wie Partys oder auch sportliche Aktivitäten) und ziehen sich zunehmend zurück. Dies wiederum zieht ebenfalls nach sich, dass die Möglichkeiten, auch positive Dinge im Leben zu erfahren, reduziert werden. Wenn jemand es beispielsweise vermeidet, mit anderen Menschen Kontakt zu haben, kann er keine positiven zwischenmenschlichen Erfahrungen sammeln. Wenn jemand es vermeidet, Verantwortung für Dinge zu übernehmen, aus Angst es könne sich etwas Negatives daraus ergeben, hat er kaum die Möglichkeit, das eigene Selbstwertgefühl zu stärken.

Es wird also deutlich, dass Personen, die unter Depressionen leiden, die Tendenz dazu haben, Dinge zu vermeiden und sich zurückzuziehen. Und obwohl dies angesichts der Symptome, insbesondere auf der Gefühls- und der gedanklichen Ebene, nachvollziehbar ist, zieht dieses Vermeidungsverhalten gleichzeitig deutlich negative Konsequenzen nach sich und erhöht die Gefahr, dass die Betroffenen in einen Teufelskreislauf geraten, aus dem sie nur schwer wieder rausfinden.

Die Verhaltensebene: Welche Auffälligkeiten gibt es im Verhalten, in der Motorik und in der Mimik von Menschen, die unter einer Depression leiden?

Die Körperhaltung Betroffener ist in vielen Fällen gekennzeichnet von Kraftlosigkeit. Sie gehen gebeugt, wirken, als ob sie keine Körperspannung hätten, und die Bewegungen erscheinen verlangsamt. Im Gegensatz dazu sind andere Betroffene eher agitiert, d. h. körperlich unruhig und zappelig. Dies kann sich beispielsweise durch nervöses Wippen mit dem Bein oder Tippen mit dem Fuß oder auch Händereiben zeigen.

Der Gesichtsausdruck von Personen, die unter Depressionen leiden, ist oft besorgt oder auch traurig und weinerlich. Die Mundwinkel sind häufig herabgezogen. In manchen Fällen erscheint der Gesichtsausdruck maskenhaft erstarrt, in anderen Fällen wirkt die Mimik eher nervös und wechselnd angespannt.

Ein weiteres auffälliges Merkmal der Depression ist, dass Betroffene oft leise, monoton und langsam sprechen.

Merke:

Fünf Ebenen des Erlebens und Verhaltens eines Menschen sind von den Symptomen einer Depression betroffen: Die Gefühle, das Denken, der Körper, die Motivation und das Verhalten selbst. Die Symptome auf den einzelnen Ebenen können jedoch ganz unterschiedlich ausgeprägt sein, sodass sich das konkrete Erscheinungsbild einer Depression bei unterschiedlichen Menschen stark voneinander unterscheiden kann.

1.1.2 Unterschiedliche Formen der Depression

Wie bereits erwähnt, erlebt fast jeder Mensch irgendwann in seinem Leben eine Phase, in der er einzelne Symptome der Depression erfüllt. Allerdings spricht man erst dann von einer krankheitswertigen Depression, wenn mehrere charakteristische Merkmale der Depression über einen längeren Zeitraum hinweg gemeinsam vorliegen. In diesem Abschnitt soll geklärt werden, wann genau man von einer sogenannten „klinisch bedeutsamen“ Depression spricht.

Dabei muss man zunächst festhalten, dass das Erscheinungsbild der Depression vielfältig ist und von einmaligen oder auch mehrfach auftretenden, kurz anhaltenden, depressiven Episoden, über einmalige oder wiederkehrende, länger andauernde Episoden bis hin zu chronifizierten Formen der Erkrankung reicht.

Im Wesentlichen lassen sich drei diagnostische Kategorien der Depression voneinander abgrenzen, die im Folgenden näher beschrieben werden: die einzelne depressive Episode, die rezidivierende depressive Störung und die Dysthymie.

- *Einzelne depressive Episode (akute Depression):* Von einer einzelnen depressiven Episode spricht man nur dann, wenn jemand lediglich einmalig in seinem Leben, eine mindestens zwei Wochen anhaltende Episode erlebt hat, die von gedrückter Stimmung und anderen depressionstypischen Merkmalen gekennzeichnet war.
- *Rezidivierende depressive Störung (episodische Depression):* Etwa 50 bis 60 % der Menschen, die eine solche depressive Episode erleben, erfahren im Laufe ihres weiteren Lebens jedoch mindestens eine Wiederkehr der Erkrankung. In diesen Fällen spricht man von einer rezidivierenden depressiven Störung.
- *Dysthymie:* Die Dysthymie ist als eine milde, aber chronische Form der Depression definiert. Sie ist im Wesentlichen durch eine langdauernde, depressive Verstimmung gekennzeichnet, die selten – wenn überhaupt – ausreichend schwer ist, um auch nur als leichte oder mittelgradige depressive Störung beschrieben zu werden. Sie dauert mindestens mehrere Jahre, manchmal ein Leben lang an. Obwohl es sich bei der Dysthymie um eine milde Form der Depression handelt, geht diese mit beträchtlichem subjektiven Leiden seitens der Betroffenen einher und führt zu deutlichen Beeinträchtigungen im Alltag. Dies liegt vermutlich an der langen Dauer der Erkrankung, die in manchen Fällen einen Großteil des Lebens der Betroffenen umfasst.

Kennzeichen einer depressiven Episode

In einer mindestens zweiwöchigen Phase liegen einige der folgenden Symptome vor.

Hauptsymptome:
- Gedrückte Stimmung,
- Interessenverlust, Freudlosigkeit,
- Verminderung des Antriebs, erhöhter Ermüdbarkeit.

Zusatzsymptome:
- Verminderte Konzentration und Aufmerksamkeit,
- Vermindertes Selbstwertgefühl und Selbstvertrauen,
- Schuldgefühle und Gefühle von Wertlosigkeit,

- Negative und pessimistische Zukunftsperspektiven,
- Suizidgedanken, erfolgte Selbstverletzung oder Suizidhandlungen,
- Schlafstörungen,
- Verminderter Appetit.

Die gedrückte Stimmung ändert sich dabei von Tag zu Tag wenig, reagiert kaum auf aktuelle Lebensumstände, kann aber Tagesschwankungen aufweisen.

Die Symptome belasten die Betroffene/den Betroffenen stark und/oder führen zu einer Einschränkung im Beruf, in persönlichen Beziehungen oder im Alltag.

Schweregrad:
leicht: 2 Hauptsymptome plus 2 Zusatzsymptome
mittel: 2 Hauptsymptome plus 3 bis 4 Zusatzsymptome
schwer: 2 Hauptsymptome plus mehr als 4 Zusatzsymptome

1.2 Wann genau ist eine Depression chronisch?

Für den Begriff der „chronischen Depression" gibt es selbst in Fachkreisen bislang noch keine international einheitliche Definition. Es herrscht allerdings Einigkeit darüber, dass eine depressive Symptomatik über *mindestens 2 Jahre* vorliegen muss, damit von einer chronischen Depression gesprochen werden kann. Gleichzeitig wird vorausgesetzt, dass die Betroffenen während dieses Zeitraums nie länger als einige Wochen (maximal zwei Monate) am Stück symptomfrei waren.

1.2.1 Formen der chronischen Depression

Spricht man von einer chronischen Depression, bezieht man sich also entweder auf eine Dysthymie (s. o.) oder auf eine depressive Episode (siehe Kasten oben), die bereits mindestens zwei Jahren anhält.

Es gibt allerdings auch Menschen, die unter einer Dysthymie – also einer milden aber lang andauernden Form der Depression leiden – und dann vor diesem Hintergrund eine depressive Episode entwickeln. In solchen Fällen spricht man auch von einer „doppelten Depression". In einer über mehrere Jahre angelegten Studie fanden Forscher heraus, dass 90 % der von ihnen untersuchten und ursprünglich als dysthym diagnostizierten Patienten, im Laufe der Zeit auch eine depressive Episode erlebten. Die doppelte Depression ist also kein seltenes Phänomen.

Merke:

Eine Depression wird dann als chronisch bezeichnet, wenn über einen Zeitraum von zwei Jahren (oder länger) Merkmale einer klinisch relevanten Depression vorliegen, dabei Phasen der Besserung nur vereinzelt auftreten und von kurzer Dauer sind.

1.2.2 Besondere Merkmale der chronischen Depression

Es wurde bereits deutlich, dass chronisch depressive Patienten diejenigen Merkmale zeigen, die auch bei akuten bzw. episodischen Depressionen auftreten, und dass der wesentliche Unterschied zur akuten/episodischen Depression darin besteht, dass diese Symptome bei chronisch depressiven Patienten über Jahre vorliegen. Darüber hinaus gibt es jedoch noch weitere Merkmale anhand derer sich die chronische Depression von der akuten bzw. episodischen Depression unterscheiden lässt. Auf diese möchten wir im Folgenden näher eingehen.

Stärkere Beeinträchtigung: mehr Komorbidität, keine Spontanremission

Chronisch depressive Menschen sind im Vergleich zu akut/episodisch depressiven Menschen insgesamt stärker beeinträchtigt. Dies lässt sich beispielsweise darin erkennen, dass die Betroffenen häufiger auch an anderen psychischen Störungen, aber auch körperlichen Erkrankungen leiden (= Komorbidität). Außerdem gesunden die Betroffenen seltener als akut/episodisch Depressive spontan, d. h. ohne dass eine Psychotherapie oder auch medikamentöse Behandlung stattgefunden hat. Es konnte darüber hinaus gezeigt werden, dass Menschen mit chronischer Depression weniger stark von antidepressiven Medikamenten und Psychotherapie profitieren als Menschen mit nicht chronischen Depressionen. Vor diesem Hintergrund wird verständlich, weshalb chronisch depressive Menschen mehr Klinikaufenthalte und mehr Suizidversuche aufweisen als Menschen, die unter akuten bzw. episodischen Depressionen leiden.

Früherer Beginn

Die chronische Depression beginnt zudem meist früher im Leben als die akute oder episodische Depression. Zwar können alle Formen der Depression prinzipiell in jedem Lebensalter erstmalig auftreten, doch zeigen verschiedene Studien, dass das durchschnittliche Ersterkrankungsalter bei Depressionen im Allgemeinen bei etwa 25 bis 35 Jahren liegt. Betrachtet man dagegen spezifisch die chronisch verlaufende Depression, so zeigt sich, dass ¾ aller chronischen Depressionen bereits vor dem 21. (oft sogar vor dem 15.) Lebensjahr beginnen, während sich lediglich ¼ erst im Erwachsenenalter entwickeln. Bei einer chronischen Depression, die bereits vor dem 21. Lebensjahr der/des Betroffenen begonnen hat, spricht man daher auch von einer „chronischen Depression mit frühem Beginn“.

Frühe traumatische Erfahrungen

Betrachtet man die Lebensgeschichte der Betroffenen, so zeigt sich, dass Menschen, die unter einer chronischen Depression leiden, sehr viel häufiger und intensiver traumatische Erfahrungen während der Kindheit erfahren mussten, als Menschen, bei denen eine depressive Episode später im Leben auftritt und nicht chronifiziert. Zu diesen traumatischen Erfahrungen gehören beispielsweise körperliche, sexuelle und/oder emotionale Misshandlung, körperliche und/oder emotionale Vernachlässigung, aber auch Trennungen bzw. der Verlust wichtiger Bezugspersonen. Studien, in denen Betroffene befragt wurden, ob sie derartige traumatische Erfahrungen in ihrer Kindheit gemacht haben, legen nahe, dass bei ca. 70 % der chronisch depressiven Menschen derartige frühe Traumatisierungen vorliegen. Am häufigsten berichten Betroffene hierbei von emotionaler Vernachlässigung bzw. emotionalem Missbrauch.

> Im Anhang im Arbeitsblatt 1 (vgl. Seite 81) finden Sie Fragen, die sich alle auf die Zeit Ihrer Kindheit und Jugend beziehen. Die Fragen können Ihnen dabei helfen, einzuschätzen ob auch Sie frühe Traumatisierungen erlebt haben.

Müssen Sie für sich eine oder mehrere dieser Fragen mit „Ja“ beantworten, so deutet dies darauf hin, dass bei Ihnen eine oder mehrere der Erfahrungen, die Sie in Ihrer Kindheit gemacht haben, als frühe Traumatisierungen bezeichnet werden können. Derartige Erfahrungen liegen bei Menschen, die unter einer chronischen Depression leiden, sehr oft vor. Die Liste der traumatischen Erfahrungen, die im Arbeitsblatt 1 aufgeführt sind, ist nicht vollständig. Sie können natürlich auch noch andere traumatische Erfahrungen in Ihrer Kindheit erlebt haben.

Beziehungen zu anderen Menschen sind geprägt von Misstrauen und Distanz

Menschen, die unter einer chronischen Depression leiden, sind oft sehr misstrauisch in Beziehungen zu anderen Menschen. Aufgrund der im vorangegangenen Abschnitt beschriebenen negativen Erfahrungen, die viele Betroffene bereits seit frühester Kindheit mit anderen Menschen gemacht haben, sind diese überzeugt, dass andere Menschen Ihnen nichts Gutes wollen oder ihnen vielleicht sogar schaden möchten. Entsprechend sind viele Betroffene bemüht, andere Menschen so gut es geht auf Distanz zu halten. Das bedeutet, dass sie im Kontakt mit anderen Menschen möglichst wenig Persönliches preisgeben und vielleicht sogar Menschen aus dem Weg gehen, die den Anschein erwecken, Nähe zu ihnen aufbauen zu wollen.

Gibt es jedoch Menschen, denen Betroffene nahe sind (z. B. Ehepartner, Kinder), so fällt es vielen Betroffenen schwer, die eigenen Bedürfnisse in der Beziehung zu diesen zu äußern. Es fällt ihnen also schwer, offen zu sagen, was sie sich wünschen oder von ihrem Gegenüber erwarten, oder auch Konflikte mit anderen auszutragen. Auch hier liegt die Ursache in den frühen negativen Erfahrungen mit anderen Menschen. Wer beispielsweise in früher Kindheit gelernt hat, dass niemand sich für die eigenen Bedürfnisse und Wünsche interessiert, wird irgendwann damit aufhören, die eigenen Bedürfnisse und Wünsche überhaupt noch zu äußern. Auf andere wirken Betroffene daher oft unterwürfig.

Überzeugung nichts tun zu können, ohne Einfluss, Opfer zu sein

Ein weiteres Merkmal, das besonders auf Menschen mit chronischen Formen der Depression zutrifft, ist, dass diese häufig unverrückbar davon überzeugt sind, dass nichts getan werden kann, um die Depression unter Kontrolle zu bekommen. Diese Überzeugung speist sich selbstverständlich oft aus der langen Dauer, über die die Depression bereits anhält. Wie bereits beschrieben, beginnt die Depression bei vielen Betroffenen bereits in der Kindheit oder Jugend und dauert Jahrzehnte oder sogar ein Leben lang an. Darüber hinaus haben viele Betroffene bereits einmal oder vielleicht sogar mehrfach die Erfahrung gemacht, dass die Einnahme von Medikamenten und/oder Psychotherapie ihren Zustand nicht verbessert hat.

Der Kasten fasst die besonderen Merkmale der chronischen Depression noch einmal auf einen Blick zusammen.

Merke: Besondere Merkmale der chronischen Depression

- **Besonders starke Beeinträchtigung**
  - Häufiges Vorliegen weiterer psychischer/körperlicher Erkrankungen
  - Selten spontane Heilung
  - Geringerer Erfolg bei medikamentöser/psychotherapeutischer Behandlung
  - Mehr Klinikaufenthalte
  - Mehr Suizidversuche
- **Früher Beginn (vor dem 21. Lebensjahr oder noch viel früher)**
- **Frühe traumatische Erfahrungen**
  - Emotionaler Missbrauch/Vernachlässigung
  - Körperliche Misshandlung/Vernachlässigung
  - Sexuelle Gewalt/Missbrauch
  - Gefühle von Unsicherheit
  - Trennung bzw. Verlust einer Hauptbezugsperson
- **Starkes Misstrauen und unterwürfiges Verhalten in Beziehungen**
- **Überzeugung nichts tun zu können (keine Kontrolle, Opfer)**

1.3 Ist die chronische Depression das gleiche wie eine therapieresistente Depression?

Obwohl viele chronisch depressive Menschen davon überzeugt sind, dass ihre Depression nicht unter Kontrolle zu bringen ist, ist es wichtig, die chronische Depression von der sogenannten therapieresistenten Depression abzugrenzen. Häufig werden diese beiden Begriffe fälschlicherweise synonym verwendet. Dabei ist Therapieresistenz ein Begriff, der aus der psychiatrischen Forschung stammt und wie folgt definiert wird: Eine therapieresistente Depression liegt vor, wenn ein Patient auf mindestens zwei Behandlungsversuche mit Antidepressiva verschiedener Wirkklassen, in jeweils adäquater Dosis und Dauer verabreicht, nicht anspricht.

Die Definition verdeutlicht, dass nicht alle therapieresistenten Depressionen chronische Depressionen – d. h. mindestens zwei Jahre andauernde Depressionen – sein müssen.

Zudem wird deutlich, dass chronische Depressionen nicht immer auf Therapieresistenz zurückzuführen sind. So ist es beispielsweise denkbar, dass jemand bereits seit Jahrzehnten unter Depressionen leidet, aber erst einmalig versucht hat, die Depression mithilfe von Medikamenten in den Griff zu bekommen. Andererseits kann es auch sein, dass eine falsche Diagnose die Ursache dafür ist, dass die Depression bereits so lange anhält und nicht etwa das Nicht-Ansprechen auf einen medikamentösen Behandlungsversuch. Darüber hinaus ist es denkbar, dass bestimmte Faktoren, welche die Depression aufrechterhalten, bislang in der Behandlung noch nicht berücksichtigt wurden und dies zur Stabilität der Problematik beiträgt.

Es ist außerdem zu berücksichtigen, dass die genannte Definition der therapieresistenten Depression ausschließlich das Nichtansprechen auf medikamentöse Therapie berücksichtigt und beispielsweise Psychotherapie ganz außer Acht lässt.

Zusammenfassend kann man also festhalten, dass die Begriffe chronische Depression und therapieresistente Depression nicht deckungsgleich sind. Der Begriff „therapieresistente Depression“ ist ein Begriff, der aus der Forschung stammt und im Alltag missverständlich ist. Sollte also je ein Arzt oder Therapeut davon gesprochen haben, dass bei Ihnen eine therapieresistente Depression vorliegt, so bedeutet dies weder, dass Sie zwingend unter einer chronischen Depression leiden, noch dass Ihre Depression überhaupt nicht behandelbar ist. Es sagt lediglich, dass bei Ihnen mindestens zwei medikamentöse Behandlungsversuche durchgeführt wurden und nicht zum Abklingen der Depression geführt haben.

Wahr ist jedoch, dass chronische Depressionen meist schon früh in der Lebensgeschichte beginnen, oft nicht erkannt werden, unangemessen behandelt werden, somit insgesamt gegenüber Behandlungen *resistenter* sind als nicht chronische (akute Episoden, rezidivierende) Formen der Depression.

Wir wollen im Folgenden (vor allem in Kapitel 3) zeigen, dass es Möglichkeiten gibt, eine chronische Depression zu behandeln und Linderung zu verschaffen.

1.4 Wie häufig sind chronische Depressionen und wer entwickelt diese Störung?

Verschiedenen Studien zufolge erkranken etwa 15 Prozent aller Menschen irgendwann im Laufe ihres Lebens ganz allgemein an einer Depression. Allerdings gehen manche Wissenschaftler davon aus, dass ein großer Teil der Fälle aufgrund von Erinnerungsfehlern seitens der Betroffenen in wissenschaftlichen Studien unentdeckt bleibt und schätzen, dass sogar etwa 20 Prozent der Männer und etwa 30 Prozent der Frauen irgendwann in ihrem Leben an einer Depression erkranken. Entsprechend handelt es sich bei der Depression um die häufigste psychische Erkrankung überhaupt und wie jüngste Studien zeigen, scheint die Erkrankungsrate in den vergangenen Jahrzehnten sogar angestiegen zu sein. Es scheinen vor allem die chronifizierten Depressionen zuzunehmen. Während der Anteil an chronischen Verläufen bei Depressionen vor wenigen Jahren noch auf 15 Prozent geschätzt wurde, muss mittlerweile davon ausgegangen werden, dass etwa 25 bis 30 Prozent aller Depressionen – trotz aller Fortschritte in Forschung und Behandlung – chronifizieren.

Studien kamen zu dem Ergebnis, dass etwa 3 (Männer) bis 5 (Frauen) Prozent der Menschen unter einer chronischen Depression leiden. In Deutschland leben derzeit schätzungsweise 1,2 Millionen chronisch depressive Menschen.

Das Risiko, irgendwann im Leben an einer chronischen Depression zu erkranken, wird auf 5 % geschätzt. Die am häufigsten auftretende Unterform ist dabei die Dysthymie (s. o.).

Wie bei akuten und episodischen Depressionen sind auch bei der chronischen Depression Frauen etwa doppelt so häufig betroffen wie Männer. Es hat sich zudem gezeigt, dass ein chronischer Verlauf der Depression eher bei

Menschen gegeben ist, bei denen sich eine depressive Symptomatik bereits früh in ihrem Leben entwickelt. Bei Menschen, die erst später in ihrem Leben erstmalig eine Depression entwickeln, ist das Risiko, dass diese chronifiziert, hingegen geringer. Entsprechend beginnt die Erkrankung, wie bereits erwähnt, bei etwa Dreiviertel aller Betroffenen bereits vor deren 21. Lebensjahr. Auch Menschen, in deren Familie bereits andere Familienmitglieder von einer Depression oder auch einer manisch-depressiven Störung (bipolare Störung) betroffen sind, haben ein erhöhtes Risiko eine chronische Depression zu entwickeln. Das Risiko für einen chronischen Verlauf steigt auch dann an, wenn die depressiven Episoden länger andauern oder die depressiven Symptome eher schwächer ausgeprägt sind. Menschen, die neben einer Depression noch an einer anderen psychischen Erkrankung leiden (z. B. an einer Angststörung, an Zwängen, an einer Persönlichkeitsstörung oder Substanzmissbrauch bzw. -abhängigkeit) tragen ebenfalls ein höheres Risiko für einen chronischen Verlauf der Depression. Mit Bezug auf das soziale Umfeld der Betroffenen zeigte sich, dass Menschen, die eher wenig soziale Kontakte haben und/oder deren Beziehungen zu anderen Menschen eher negativ verlaufen, mit höherer Wahrscheinlichkeit eine chronische Depression entwickeln als Menschen mit vielen und zufriedenstellenden sozialen Beziehungen.

Merke: Faktoren, die das Risiko für eine chronische Depression erhöhen

- Weibliches Geschlecht.
- Früher Beginn depressiver Symptomatik.
- Fälle von Depression oder bipolarer Störung in der Familie.
- Längere Dauer depressiver Episoden.
- Geringere Schwere depressiver Symptome.
- Vorliegen weiterer psychischer Erkrankungen.
- Wenige Sozialkontakte (Isolation).
- Negativ erlebte Beziehungen zu anderen.

Auch wenn die soeben beschriebenen Faktoren mit einem erhöhten Risiko für die Entwicklung einer chronischen Depression einhergehen, kann natürlich weder das Vorliegen eines dieser Faktoren noch das gemeinsame Vorliegen mehrerer Faktoren mit Sicherheit vorhersagen, ob jemand eine chronische Depression entwickelt oder nicht.

1.5 Leiden auch Sie unter einer chronischen Depression?

Die Fragen im Arbeitsblatt 2 (vgl. Anhang, Seite 82) können Ihnen die Einschätzung erleichtern, ob Sie möglicherweise an einer chronischen Depression leiden. Eine solche Selbsteinschätzung soll Ihnen bei der Entscheidung helfen, ob Sie professionelle Hilfe zur Bewältigung Ihrer Probleme suchen sollten, sich also beispielsweise an einen Psychotherapeuten, eine Beratungsstelle oder auch einen Psychiater wenden sollten.

Wenn mehr als eine dieser Aussagen auf Sie zutrifft und diese Dinge Sie belasten (Leiden) und Sie in ihrem Beruf, Ihren persönlichen Beziehungen oder im Alltag einschränken, dann ist es denkbar, dass Sie unter einer Depression leiden. *Sollte dies bereits seit mindestens zwei Jahren der Fall sein* ist es möglich, dass es sich um eine chronische Depression handelt.

Trifft mehr als eine der oben aufgeführten Aussagen auf Sie zu, ist es in jedem Fall – d.h. unabhängig davon, ob dies nun bereits seit mehreren Jahren oder erst seit wenigen Wochen der Fall ist – an der Zeit, sich dafür kompetente Hilfe zu holen. Beispielsweise können Sie sich an eine Psychotherapeutin oder einen Psychiater und natürlich auch Ihre Hausärztin/Ihren Hausarzt wenden. Um zu entscheiden, ob bei Ihnen wirklich eine Depression oder auch eine chronische Depression vorliegt, werden diese eine genaue Diagnostik und verschiedene Untersuchungen durchführen. Das bedeutet, dass die Art und das Ausmaß Ihrer Beschwerden und Ihrer Probleme genau erfragt und eine Reihe weiterer Merkmale überprüft werden. Möglicherweise werden dafür Interviews und Fragebögen oder psychologische Tests benutzt. Auch Laboruntersuchungen (Blutbild) und die Messung von anderen körperlichen Vorgängen (vor allem im Gehirn) gehören dazu. Um mit Sicherheit sagen zu können, ob Sie an einer (chronischen) Depression leiden oder nicht, reicht die Selbsteinschätzung, die Sie anhand der oben aufgeführten Fragen durchführen können, also nicht aus. Genaueres dazu, wie und bei wem Sie Hilfe bekommen können, finden Sie in Kapitel 3 dieses Buches.

2 Wie entsteht eine chronische Depression und warum geht sie nicht von alleine wieder weg?

In Kapitel 1 haben wir dargestellt, dass es nicht *die eine* Depression und auch nicht *die einheitliche* chronische Depression gibt. Vielmehr gibt es verschiedene Formen der Depression und auch der chronischen Depression. Depressionen unterscheiden sich in ihrem Schweregrad und im Verlauf. Auch das Erscheinungsbild einer (chronischen) Depression ist oft sehr unterschiedlich. Es überrascht daher kaum, dass es nicht möglich ist, eine einzige, alles erklärende Ursache der Depression bzw. der chronischen Depression festzumachen. Stattdessen scheint es viele Ursachen zu geben, deren Zusammenwirken letztendlich die Entstehung der (chronischen) Depression begründet.

Und obwohl sich Wissenschaftler seit Jahrzehnten mit Depressionen beschäftigen und wir im Folgenden auf einige Faktoren eingehen werden, die nachweislich zur Entstehung einer Depression beitragen, möchten wir darauf hinweisen, dass das Wissen um die Entstehungsursachen bezüglich der Depression noch immer lückenhaft ist. Zwar gibt es plausible theoretische Modelle, die erklären wollen, wie es zur Entstehung einer Depression kommt und wie es kommt, dass diese nicht von alleine wieder weggeht, doch konnte bislang noch nicht zweifelsfrei und lückenlos nachgewiesen werden, dass alle Annahmen dieser Modelle auch wirklich zutreffen.

Bezüglich der Entstehung der chronischen Depression sind die Erkenntnisse noch lückenhafter und vorläufiger. Dies liegt nicht nur daran, dass die chronischen Formen der Depression erst in den vergangenen Jahren in den Fokus der Wissenschaft gelangt sind, sondern auch daran, dass bislang keine Klarheit darüber besteht, ob es sich bei der chronischen Depression lediglich um eine Extremform der Depression handelt oder um eine Form der Depression, die auf ganz anderem Weg entsteht, als eine akute oder episodische (rezidivierende) Depression. Bevor wir auf einzelne Entstehungsfaktoren der chronischen Depression eingehen, möchten wir daher betonen, wie vorläufig unser Wissen über die Ursachen der chronischen Depression ist. Ohne Zweifel spielen jedoch psychologische, biologische, lebensgeschichtliche und soziale Faktoren eine Rolle.

2.1 Das Vulnerabilitäts-Stress-Modell

Es wird angenommen, dass zwei Dinge zusammentreffen müssen, damit es zur Entstehung einer chronischen Depression kommt: Ein Mensch muss eine gewisse Anfälligkeit (Vulnerabilität) für eine Depression mitbringen und es muss belastende Ereignisse (Stress) gegeben haben bzw. geben.

2.1.1 Faktoren, die für eine chronische Depression anfällig machen

Menschen können bereits mit einer Anfälligkeit für eine chronische Depression geboren werden oder eine solche bereits sehr früh in ihrem Leben erwerben. Dabei können Anfälligkeiten auf verschiedenen Ebenen vorliegen: Auf der biologischen Ebene, der psychologischen Ebene oder auch der sozialen Ebene. Im Folgenden möchten wir auf jede dieser Ebenen genauer eingehen.

Biologische Faktoren

Es ist allseits bekannt, dass biologische Prozesse die Stimmung eines Menschen beeinflussen können. Entsprechend wurden in zahlreichen Studien die Einflüsse biologischer Faktoren auf die Entwicklung der Depression untersucht. Auf drei dieser biologischen Faktoren möchten wir im Folgenden näher eingehen.

Ein großer Forschungszweig beschäftigt sich mit der Frage nach der *Vererbbarkeit* der Depression. Dabei wurde, wie wir in Kapitel 1.4 bereits beschrieben haben, deutlich, dass das Risiko, an einer Depression zu erkranken, bei Verwandten depressiver Menschen höher liegt als bei Menschen, in deren Familie niemand unter einer Depression leidet. In einer großen Studie an Zwillingen konnte beispielsweise gezeigt werden, dass die Vererbbarkeit der Anfälligkeit für eine Depression bei Frauen etwa bei 42 % liegt und bei Männern bei etwa 29 %. Dies entspricht einem moderaten Ausmaß an Erblichkeit. Darüber hinaus deutet dieses Ergebnis darauf hin, dass die Vererbbarkeit der Depression für Frauen höher ist als für Männer. Chronisch verlaufende Depressionen zeigen ebenso wie episodische Depressionen eine familiäre Häufung. Im Vergleich zu Patienten mit episodischer Depression haben Menschen, die unter chronischen Depressionen leiden, jedoch noch häufiger mindestens einen Verwandten ersten Grades, der auch affektiv erkrankt ist (49 % bei chronisch depressiven Menschen vs. 29 % bei episodisch depressiven Menschen). Dies zeigte sich in Studien besonders bei Menschen, deren chronische Depression früh begann.

Ein weiterer biologischer Erklärungsmechanismus befasst sich mit der Rolle von *Neurotransmittern* bei der Entstehung der Depression. Neurotransmitter sind Botenstoffe, die Informationen von einer Nervenzelle zu einer anderen Nervenzelle im Gehirn weiterleiten (z. B. Serotonin, Dopamin). Es zeigt sich beispielsweise, dass bei Menschen, die unter Depressionen leiden, manche Botenstoffe in zu geringem Ausmaß vorliegen oder dass weniger Bindungsstellen an den Nervenzellen für die Transporter bestimmter Botenstoffe vorliegen. Wir müssen annehmen, dass Besonderheiten im Hirnstoffwechsel (Neurotransmittersystem), wie eben beschrieben, auch genetisch bedingt sind.

Viele Untersuchungen sprechen außerdem für eine Beteiligung der sogenannten *Stressachse* bei der Entstehung und Chronifizierung einer Depression. Die Hypothalamus-Hypophysen-Nebennierenrinden-Achse, die auch Stressachse genannt wird, wird beim Erleben von Stress aktiviert, was den Vorteil hat, dass rasch Energie mobilisiert werden kann. Aufgrund des Erlebens von Stress wird in einem Abschnitt des Zwischenhirns, dem sogenannten Hypothalamus, ein Hormon ausgeschüttet, das über mehrere Schritte letztendlich zur Bildung von Cortisol, einem Stresshormon, führt. Bei depressiven Menschen zeigt die Stressachse eine übermäßige Ausschüttung von Cortisol und anderen Hormonen. Diese Überaktivität der Stressachse, die bei Menschen, die unter Depressionen leiden, zu finden ist, macht den bereits angedeuteten Zusammenhang zwischen dem Auftreten belastender Lebensereignisse und der Entstehung einer Depression nachvollziehbar. Auch bei dieser Hypersensitivität und -reaktivität der Stressachse wird heute eine genetische Beteiligung angenommen.

Soziale Faktoren

Neben biologischen Faktoren beeinflussen auch soziale Faktoren die Anfälligkeit für bzw. die Entstehung einer chronischen Depression. Dabei scheinen diese (nicht genetischen) Faktoren vor allem bei Frauen von großer Bedeutung zu sein. Wie bereits erwähnt, unterscheiden sich Männer und Frauen hinsichtlich der Vererbbarkeit von Depressionen nicht wesentlich voneinander.

Dennoch weisen Frauen im Vergleich zu Männern insgesamt eine deutlich erhöhte Depressionsrate auf, was dafür spricht, dass hier noch andere Ursachen eine entscheidende Rolle spielen müssen. Auf einige soziale Faktoren, die hier von Relevanz sein können, möchten wir im Folgenden eingehen.

Wir haben bereits beschrieben, dass viele Menschen, die unter einer chronischen Depression leiden, traumatische Erfahrungen in der Kindheit erlitten haben (vgl. auch Kapitel 1). Beispielsweise berichten Betroffene häufig von emotionaler oder auch körperlicher Vernachlässigung bzw. Misshandlung. Aussagen wie *„Nie hat mir jemand gesagt, dass er mich lieb hat"* oder *„Nähe und Liebe gab es in meiner Familie nicht"*, sind typisch für chronisch depressive Patienten. Auch Aussagen wie *„Mein Vater hat mich oft verprügelt, dabei war es ganz egal ob ich etwas falsch oder alles richtig gemacht habe"* oder *„Ich wusste nie wirklich, was dazu führte, dass meine Mutter mich beschimpfte oder schlug. Es geschah einfach – ganz unabhängig von meinem Verhalten"* stammt meist von chronisch depressiven Menschen. Derartige Erfahrungen, die Studien zufolge über zwei Drittel der Patienten mit einer chronischen Depression in ihrer Kindheit gemacht haben, sind natürlich nicht nur dann belastend, wenn sie gerade geschehen, sondern hinterlassen Spuren in den Betroffenen – und zwar ein Leben lang. Menschen, die nie emotionale Wärme spüren durften, haben später beispielsweise Schwierigkeiten gute und stabile Bindungen zu anderen Menschen aufzubauen oder entwickeln ein sehr geringes Selbstwertgefühl. Viele Betroffene durchleben derartige traumatische Kindheitserfahrungen in ihren Gedanken immer und immer wieder. Es kann sein, dass sie die Geschehnisse immer wieder vor ihrem inneren Auge sehen oder sich immer wieder genauso fühlen, wie sie es in ihrer Kindheit taten. Dies wiederum kann zu Gefühlen von Hilflosigkeit und dem Erleben eines Kontrollverlusts führen. Außerdem kann es sein, dass Betroffene bestimmte Dinge anders verarbeiten als andere Menschen und generell das Gefühl haben, dass sie ohnehin ausgeliefert (Opfer) sind und an negativen Dingen nichts ändern können. Dies führt dann zu Resignation und eine chronisch verlaufende Depression ist oft die Folge.

Psychologische Faktoren

Durch extreme und vor allem im jungen Alter auftretende Belastungen, emotionale Vernachlässigung bzw. Misshandlung sowie Erfahrungen der Ohnmacht und Nichtkontrolle, entwickeln Betroffene also schon früh in ihrem Leben typische resignative, negative Überzeugungen. Experten sprechen hier auch von depressiven Schemata. Beispiele für solche depressiven Schemata sind die Überzeugungen, dass „man selbst nichts wert ist“ oder dass „andere einem ohnehin nie etwas Gutes wollen“. Diese Überzeugungen führen dazu, dass Betroffene nicht über ausreichende bzw. nicht geeignete Fertigkeiten zur Lebensbewältigung (wir nennen das Bewältigungsstrategien) verfügen wie andere Menschen.

Ist man beispielsweise davon überzeugt, dass es ohnehin niemanden gibt, der es gut mit einem meint, wird man in einer Notsituation kaum jemanden um Hilfe und Unterstützung bitten. Entsprechend machen Betroffene nicht nur in ihrer Kindheit, sondern auch in ihrem späteren Leben oftmals keine positiven Beziehungserfahrungen. Vor diesem Hintergrund ist es nachvollziehbar, dass chronisch depressive Menschen oft chronisch frustriert, resigniert und abweisend sind. Das jedoch macht positive Beziehungserfahrungen noch unwahrscheinlicher und trägt so zur Aufrechterhaltung der Isolation und des negativen Selbstbildes bei.

Ein anderes Beispiel in diesem Zusammenhang ist die Überzeugung, hilflos zu sein. Ein Mensch, der früh in seinem Leben gemerkt hat, dass die negativen Lebensbedingungen von ihm nicht kontrollierbar sind, entwickelt die Einstellung und damit die Erwartung hilflos zu sein. Der Betroffene erlebt sich also auch in späteren Situationen als Opfer, selbst dann, wenn in einer neuen, späteren Situation objektiv Kontrolle gegeben ist. Dies wiederum führt dazu, dass der Betroffene aufgrund seiner Annahme, auch in einer neuen negativen Situation keine oder nur verzögerte Anstrengungen unternimmt, etwas zu verändern. Aufgrund dieser Haltung hat der Betroffene Schwierigkeiten, im Leben Einfluss zu nehmen und zu lernen, dass er/sie sehr wohl Dinge beeinflussen (kontrollieren) kann. So münden Nichtkontrollerfahrungen letztendlich in einen negativen, depressiven Zustand.

Wir gehen davon aus, dass chronisch depressive Menschen eine Art „Mauer“ zwischen sich und der Umwelt aufbauen, um nicht noch mehr verletzt zu werden. Ihr Verhalten wird, wie soeben beschrieben, durch die Sichtweise gesteuert, die sie bereits früh in ihrem Leben erworben haben. Dadurch unterscheiden sie sich grundlegend von anderen Menschen, bei denen das Denken und Verhalten durch Konsequenzen und die Haltung „ich kann Dinge beeinflussen“ bzw. „mein Verhalten beeindruckt andere“ gesteuert wird.

Wir nehmen außerdem an, dass die negativen Erfahrungen, die chronisch depressive Menschen in ihrer Kindheit gemacht haben, ihr Selbstvertrauen, ihre Offenheit für Neues, ihre Neugier und ihre Selbstständigkeit ungünstig beeinflussen. Die Folgen sind Unsicherheit, Rückzug und ein ängstlich-vermeidender Lebensstil.

Wir möchten dies an dem Beispiel aus dem Vorwort verdeutlichen:

Beispiel:

Michael, der aufgrund von traumatischen Kindheitserfahrungen bereits früh im Leben die (nicht bewusste) Überzeugung gewonnen hat, dass es ohnehin niemand gut mit ihm meint, wird in einer Notsituation niemanden um Hilfe oder Unterstützung bitten. Kommt Michael beispielsweise bei einem Problem im Rahmen seines Berufes nicht weiter, wird er vermutlich nicht auf einen Kollegen zugehen, um diesen um Hilfe zu bitten. Schließlich weiß er ja schon, dass es niemand gut mit ihm meint. Von den Kollegen hat er also nichts zu erwarten. Thomas, der hingegen keinerlei traumatisierende Kindheitserfahrungen gemacht hat, wird in derselben Situation einen Kollegen um Hilfe bitten. Es gibt dann zwei Möglichkeiten: Entweder der betreffende Kollege hilft, oder er hilft nicht. Sollte er helfen, wird Thomas mit hoher Wahrscheinlichkeit erneut diesen Kollegen um Hilfe bitten, sollte er je wieder in der Situation sein, dass er bei einem Problem nicht weiterkommt. Sollte der Kollege hingegen nicht helfen, wird Thomas jetzt und in Zukunft auf einen anderen Kollegen zugehen. Während das Verhalten von Thomas also aus den Konsequenzen folgt, die sein Verhalten zuvor nach sich gezogen hat, wird das Verhalten von Michael durch die Überzeugung gesteuert, die er bereits sehr früh in seinem Leben erworben hat.

Teufelskreis der Hilflosigkeit bei chronischer Depression

Wir nehmen also an, dass es aufgrund der negativen und ungünstigen Sozialisations- und Lebenserfahrungen zu Veränderungen auf der biologischen, der kognitiven (gedanklichen) und der emotionalen Ebene kommt und somit zu einer Grundeinstellung, die sich als eine tiefe Hilflosigkeit und schließlich als chronische Depression verfestigt. Der Teufelskreis in Abbildung 1 soll diesen Zusammenhang verdeutlichen.

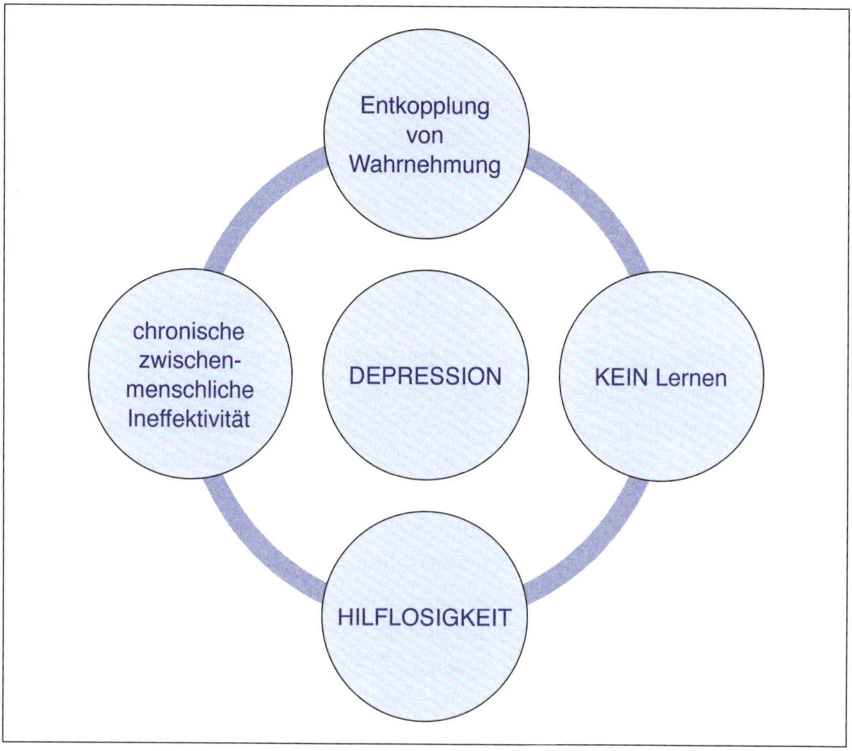

Abbildung 1: Teufelskreis der Hilflosigkeit bei chronischer Depression nach McCullough (2000; Keine Verbindung zwischen Verhalten und seinen Konsequenzen)

Obwohl dieser Teufelskreis klinisch einleuchtet und durch viele Erfahrungen mit chronisch depressiven Patienten belegt ist, fehlen dazu überzeugende wissenschaftliche Untersuchungen. Wir tappen daher in vielen Punkten noch „im Dunkeln".

Das Zusammenwirken von biologischen, sozialen und psychologischen Faktoren

Soziale Erfahrungen und Lebensereignisse – wie z. B. Misshandlungs- oder Vernachlässigungserfahrungen – wirken sich auf die Psyche eines Menschen aus und prägen sich in Form von Bildern, Einstellungen, Überzeugungen ein, was dann die Begegnung und den Umgang mit anderen Menschen steuert.

Gleichzeitig formen diese traumatischen Erfahrungen und Belastungen auch unseren Körper und unser Gehirn. Wir haben bereits beschrieben, dass die Stressachse bei depressiven Menschen eine erhöhte Ausschüttung von Cortisol und anderen Hormonen zeigt. Eine derartige Überaktivität der Stressachse ist die Folge von traumatischen Erfahrungen und Lebensbelastungen. Dies begünstigt die Entstehung einer Depression nach weiteren, oft gar nicht so gravierenden, belastenden Lebensereignissen.

Es gibt außerdem Belege dafür, dass Misshandlungen und traumatische Kindheitserfahrungen in Interaktion mit bestimmten genetischen Ausstattungen (z. B. Gene des Serotoninstoffwechsels und der Cortisolproduktion über die Stressachse) eine Depression begünstigen. Interaktion bedeutet in diesem Zusammenhang, dass Menschen, die eine ganz bestimmte genetische Ausstattung haben, besonders stresssensibel sind und leichter depressiv werden, als Menschen mit einer robusteren genetischen Ausstattung. Bestimmte genetische Ausprägungen erhöhen also das Risiko infolge von traumatischen Erfahrungen eine Depression zu entwickeln, wohingegen andere genetische Ausprägungen dieses Risiko reduzieren können.

2.1.2 Stress

Wir wissen, dass frühe Belastungen und negative Erfahrungen emotionale und biologische Narben hinterlassen. Diese Narben stellen eine Verletzlichkeit dar, die bei neuen Belastungen, etwa durch aktuelle Ereignisse und Stress, eine Depressionsentstehung begünstigen und bei Fortbestehen zur Chronifizierung der Erkrankung beitragen. Stress kann bei bestehender genetischer Bereitschaft und erworbener Verletzlichkeit, eine Depression auslösen und zu einer Chronifizierung führen. Dabei reichen oft minimale Belastungen (wie Einsamkeit, Kritik, Misserfolg oder Enttäuschung) aus, um die Depression auftreten zu lassen bzw. aufrechtzuerhalten. Abbildung 2 fasst diese Überlegungen in Form eines „Vulnerabilitäts-Stress-Modells“ zusammen.

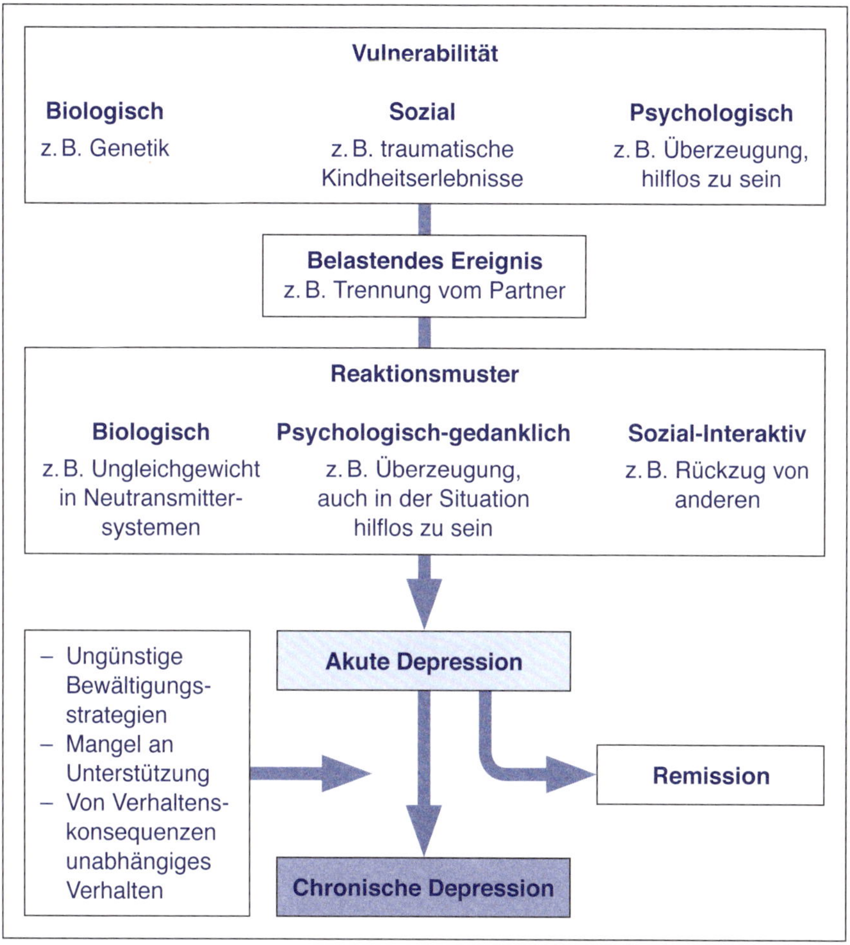

Abbildung 2: Das Vulnerabilitäts-Stress-Modell der chronischen Depression nach Brakemeier, Schramm und Hautzinger (2012)

3 Was kann man gegen eine chronische Depression tun?

Auch wenn Betroffene oft das Gefühl haben, dass man nichts gegen eine chronische Depression unternehmen kann, gibt es Möglichkeiten dieser Erkrankung entgegenzuwirken. In diesem Kapitel möchten wir auf Möglichkeiten zur Behandlung der chronischen Depression eingehen. Zwar ist das Kapitel primär für die Betroffenen geschrieben, doch können die Informationen auch für Angehörige von Interesse sein.

3.1 Was kann ich selbst gegen eine chronische Depression tun?

Bereits in den Fallbeispielen im Vorwort dieses Buches wird deutlich, dass viele Betroffene befürchten, dass sie nichts gegen die chronische Depression unternehmen können. In vielen Fällen besteht die Depression nicht erst zwei Jahre, sondern schon viel länger. Die Dauer der Erkrankung und die Bezeichnung „chronisch" lassen viele resignieren. Dies ist nachvollziehbar und gut zu verstehen. Dennoch gibt es verschiedene Möglichkeiten, etwas gegen die chronische Depression zu tun. Prinzipiell kann man unterscheiden zwischen professioneller Behandlung und Selbsthilfemaßnahmen. Auf letztere möchten wir im Folgenden eingehen, professionelle Behandlungsmöglichkeiten werden später in Kapitel 3.3 dargestellt.

An möglichen Selbsthilfemaßnahmen sind neben Büchern zur Selbsthilfe die Selbsthilfegruppen zu nennen. Während es jedoch einige Bücher zur Selbsthilfe und auch zahlreiche Selbsthilfegruppen gibt, die sich allgemein mit dem Thema der Depression beschäftigen, gibt es im Bereich der chronischen Depression beides bislang kaum. Nur wenige Bücher zur Selbsthilfe widmen sich speziell der chronischen Depression. Selbsthilfegruppen, die sich ganz spezifisch mit chronischen Formen der Depression beschäftigen, sind uns bislang nicht bekannt. Dies mag in der Erkrankung selbst begründet sein. Viele Betroffene haben Schwierigkeiten anderen Menschen zu vertrauen, was eine Grundvoraussetzung für die Teilnahme an einer Selbsthilfegruppe ist. Wir meinen jedoch, dass Selbsthilfemaßnahmen gerade bei chronischen Depressionen sinnvoll sind. Es gibt sogar erste wissenschaftliche Hinweise, die genau das stützen. Allerdings raten wir davon ab, ausschließlich Selbsthilfemaßnahmen in Anspruch zu nehmen, um etwas gegen die Erkrankung zu tun. Sie können eine angemessene Behandlung ergänzen, sind jedoch als alleinige Maßnahme zur Überwindung chronischer Depressionen nicht ausreichend. Dies gilt selbstverständlich auch für diesen Ratgeber, der nicht als Selbsthilfebuch oder gar als Ersatz für eine professionelle ärztliche und psychotherapeutische Hilfe zu verstehen ist.

Dennoch möchten wir Ihnen in den folgenden Abschnitten Anregungen zu Dingen geben, die sich in der Behandlung der chronischen Depression als hilfreich erwiesen haben. Sie können diese Anregungen ausprobieren, sollten jedoch stets darauf achten, ob Ihnen die Maßnahmen gut tun oder nicht. Sollte sich Ihr Befinden in Folge der Maßnahmen nicht verbessern, oder möglicherweise sogar verschlechtern, so sollten Sie das nicht als persönliches Versagen werten. Vielmehr ist es so, dass nicht alle Menschen alle Maßnahmen als gleichermaßen hilfreich empfinden und jeder das passende für sich finden muss. Doch nochmals, unsere Anregungen ersetzen keine Therapie, ergänzen diese bestenfalls.

3.1.1 Aufarbeitung von Prägungen durch wichtige Bezugspersonen

Der Umgang von uns Menschen mit anderen Menschen wird unter anderem dadurch beeinflusst, welche Erfahrungen wir in den wichtigen Beziehungen meist früh in unserem Leben gemacht haben.

Greifen wir dazu erneut das Beispiel aus dem Vorwort dieses Buches auf: Michael, der aufgrund von traumatischen Kindheitserfahrungen bereits früh im Leben die Überzeugung gewonnen hat, dass es ohnehin niemanden gibt, der es gut mit ihm meint, wird in einer Notsituation niemanden um Hilfe oder Unterstützung bitten. Thomas, der hingegen keinerlei traumatisierende Kindheitserfahrungen gemacht hat, wird in schwierigen Situationen dagegen kaum zögern, andere um Hilfe zu bitten.

Wie kommt es zu diesem Unterschied im Verhalten von Michael und Thomas? Was Michael hier tut ist folgendes: Er überträgt seine Erfahrungen, die er früh in seiner Kindheit – beispielsweise mit seinen Eltern, oder auch mit anderen zentralen Bezugspersonen – gemacht hat, auf diejenigen Menschen, die ihn nun, viele Jahre später, umgeben. Er setzt also die Menschen, die ihn heute umgeben, mit denjenigen Menschen gleich, die früher für ihn wichtige Bezugspersonen waren. Weil er früher nie Hilfe und Unterstützung bekommen hat, erwartet er auch heute keine Hilfe und Unterstützung. Das Problem dabei ist, dass Michael das meist gar nicht bewusst wahrnimmt und außerdem nicht wissen kann, ob es heute nicht vielleicht doch sein könnte, dass andere ihm helfen oder ihn unterstützen. Er wird es auch nie erfahren, wenn er stets seine frühen Erfahrungen auf heutige Situationen überträgt. Er kann also nie Erfahrungen machen, die seine früh erworbenen Überzeugungen korrigieren könnten, solange er nicht entgegen seinen Überzeugungen handelt und doch einmal jemanden um Hilfe bittet. Aus diesem Grund ist es wichtig, dass Menschen, die unter einer chronischen Depression leiden, sich bewusst machen, welche frühen Überzeugungen sie mit ins Leben genommen haben, die noch heute ihr Verhalten beeinflussen. Erst wenn Betroffenen diese Überzeugungen, auch Prägungen genannt, bewusst sind, können sie sich dazu entscheiden, sich entgegen diesen Überzeugungen zu verhalten, um so eventuell ganz neue Erfahrungen zu machen.

Übertragen auf das Beispiel von Michael bedeutet das: Wäre sich Michael darüber bewusst,

- … dass er es aufgrund seiner früh erworbenen Überzeugung, dass es niemand gut mit ihm meint, stets vermeidet, andere um Hilfe zu bitten, und
- … dass er deswegen auch nie die Chance hat, die Erfahrung zu machen, dass ihm doch jemand hilft,

so könnte er sich bewusst dafür entscheiden, sich doch einmal anders zu verhalten. Er könnte sich also bewusst dafür entscheiden, doch einmal jemanden um Hilfe zu bitten und zu schauen, was passiert. Mit großer Wahrscheinlichkeit würde er dann erleben, dass andere ihm helfen. Und das wiederum könnte dazu beitragen, dass er seine früh erworbene Überzeugung korrigieren könnte und er seine Erfahrungen nicht mehr auf andere Menschen überträgt.

Merke:

Unser Verhalten gegenüber anderen Menschen wird oft durch die Erfahrungen beeinflusst, die wir mit wichtigen Bezugspersonen früh in unserem Leben gemacht haben. Diese wichtigen Bezugspersonen haben uns und unser Verhalten „geprägt“.

Wie kann man sich diese frühen Prägungen bewusst machen? Es geht! Hierfür sind verschiedene Schritte notwendig.

Schritt 1 – Liste mit wichtigsten Bezugspersonen erstellen

In einem ersten Schritt ist es wichtig, zu überlegen, welche Menschen es sind, die einen so sehr geprägt haben, dass sie noch heute die Gestaltung des eigenen Lebens beeinflussen.

> Wenn auch Sie sich Ihre ganz persönlichen Prägungen bewusst machen möchten, können Sie in einem ersten Schritt die Aufgabe 1 im Arbeitsblatt 3 (vgl. Anhang, Seite 83) durchführen.

Schritt 2 – Bezugspersonen beschreiben und Prägung ableiten

Wenn Sie die für Sie wichtigsten Bezugspersonen notiert haben, besteht der nächste Schritt darin, den Einfluss dieser Menschen auf Ihre Persönlichkeit und Ihr Leben genau anzuschauen.

Stellen Sie sich dafür die in Tabelle 1 aufgeführten Fragen zu jeder der von Ihnen notierten Personen. Beginnen Sie mit der ersten Person, die Sie aufgeschrieben haben. Bevor Sie dann die Fragen auch für die anderen Personen durchgehen, ist es wichtig, den zweiten Schritt erst vollständig für die erste Person auf Ihrer Liste zu beenden. Erst danach gehen Sie die Fragen auch für jede andere prägende Bezugsperson durch. Sinnvoll ist es, die Bezugspersonen in genau der Reihenfolge durchzugehen, in der Sie sie notiert haben.

Da erfahrungsgemäß mehr Menschen aufgeführt werden, die in der Kindheit oder Jugend eine wichtige Rolle gespielt haben, als Menschen, die aktuell eine wichtige Rolle spielen, sind die Fragen in die Vergangenheit gerichtet formuliert.

> Für die Durchführung des zweiten Schrittes nutzen Sie am besten das Arbeitsblatt 3 (vgl. Anhang, Seite 84 bis Seite 87). Die in Tabelle 1 aufgeführten Fragen finden Sie dort bei der Aufgabe 2 und können so auch gleich die Aufgabe direkt bearbeiten.

Tabelle 1: Fragen zur Erarbeitung des Einflusses, den Ihre wichtigsten Bezugspersonen auf Sie und Ihr Leben hatten (nach Brakemeier, Schramm & Hautzinger, 2012)

Allgemeine Fragen	– Wie war es für Sie, mit dieser Person aufzuwachsen bzw. zu leben? – Was war diese Person in Ihren Augen für ein Mensch? – Wie war diese Person zu Ihnen?
Bereich Nähe/ Intimität	– Haben Sie sich dieser Person auch körperlich nahe gefühlt? – Hat diese Person Sie in den Arm genommen? – Haben Sie miteinander gekuschelt? – Hat diese Person Sie gestreichelt? – Wenn ja: Hat sich diese Nähe immer gut angefühlt für Sie? – Hat diese Person Sie auch an Körperstellen berührt, die für Sie unangenehm waren?
Bereich Emotionale Bedürftigkeit	– Wie hat diese Person reagiert, wenn Sie einen Wunsch oder ein Bedürfnis geäußert haben? – Hat diese Person Sie getröstet, wenn Sie traurig waren, Probleme hatten, weinen mussten? – Hat sich diese Person für Sie/Ihre Interessen/Ihre Probleme/Ihre Hobbys/Ihre Freunde interessiert? – Hat diese Person mitbekommen, wenn Sie schlecht gelaunt waren? – Konnte sich diese Person mit Ihnen freuen?
Bereich Fehler/ Versagen	– Wie hat diese Person reagiert, wenn Sie einen Fehler gemacht haben (z. B. eine schlechte Note nach Hause gebracht oder etwas kaputt gemacht haben, wenn es ein Elternteil betrifft; ein Wort gebrochen haben, wenn es einen Freund betrifft etc.) – Hat diese Person Sie bestraft, wenn Sie in ihren Augen etwas falsch gemacht haben? Wie sahen die Strafen aus? – Hat diese Person Sie gelobt, wenn Sie etwas (besonders) gut gemacht haben?
Bereich negative Gefühle	– Wie hat diese Person reagiert, wenn Sie traurig/wütend/ärgerlich/trotzig waren?

Wie Sie sehen, sind die Fragen in fünf Bereiche eingeteilt. Nachdem zunächst ein paar allgemeine Fragen aufgeführt sind, folgen Fragen zu den

Bereichen *Nähe/Intimität*, *Emotionale Bedürftigkeit*, *Fehler/Versagen* und *negative Gefühle*. Das liegt daran, dass sich zentrale Prägungen von uns Menschen oft auf einen oder mehrere dieser Bereiche beziehen.

Nachdem Sie all die oben aufgeführten Fragen für eine Ihrer Bezugspersonen beantwortet haben, ist es wichtig, zu überlegen, wie genau diese konkrete Person Sie und Ihr Leben beeinflusst hat.

> Stellen Sie sich dafür folgende Fragen, die Sie auch unter Aufgabe 3 im Arbeitsblatt 3 im Anhang (vgl. Seite 87) finden (nach Brakemeier, Schramm & Hautzinger, 2012):
> - In welcher Weise hat diese Person Sie beeinflusst und dazu beigetragen, dass Sie so sind, wie Sie heute sind?
> - Was für ein Mensch sind Sie aufgrund des Einflusses dieser Person geworden?
> - In welcher Weise hat diese Person einen Stempel auf Ihnen hinterlassen bzw. welche Prägung hat diese Person bei Ihnen hinterlassen?
>
> Versuchen Sie im Anschluss an die Beantwortung der Fragen, die entsprechenden Antworten in einem kurzen prägnanten Satz zusammenzufassen (vgl. Beschreibung des Vorgehens auf dem Arbeitsblatt).

In Tabelle 2 finden Sie ein Beispiel für eine Liste prägender Bezugspersonen, die eine Patientin im Rahmen ihrer Behandlung erstellt hat. Neben den wichtigsten Bezugspersonen finden sich darin die wichtigsten Angaben zu den entsprechenden Personen sowie die Prägungen, die die Patientin daraus abgeleitet hat.

> Um für sich selbst eine entsprechende Übersicht zu erstellen können Sie Aufgabe 4 im Arbeitsblatt 3 (vgl. Anhang, Seite 88) nutzen.

Schritt 3 – Einordnen der Prägungen

Wenn Sie Ihre Liste mit prägenden Bezugspersonen und die daraus abgeleiteten Prägungen gesammelt haben, ist es sinnvoll, zu überlegen, welcher bzw. welche beiden der vier oben aufgeführten Bereiche für Sie die problematischsten sind. Oft sammeln sich die Prägungen in einem der Bereiche, beziehen sich also z. B. alle auf den Bereich *Nähe und Intimität*.

Tabelle 2: Beispiel für eine Liste prägender Bezugspersonen und daraus abgeleitete Prägungen

Prägende Bezugs-person	Beschreibung der Bezugsperson (reduziert auf das Wichtigste)	Prägung
Mutter	Sie war immer sehr dominant und hat mich stets abgewertet. Egal was ich gemacht habe, es war ihr nie gut genug. Sie hat mich beschimpft, geschlagen und gedemütigt.	Weil ich mit dieser Mutter aufgewachsen bin, die mich stets beschimpft und gedemütigt hat, habe ich bis heute das Gefühl, eine Versagerin zu sein und nichts hinzubekommen.
Vater	Mein Vater war in meinen Augen ein Waschlappen. Er konnte sich gegen meine Mutter nie durchsetzen. Manchmal hatte ich das Gefühl, dass ich ihm leid tat, weil meine Mutter immer auf mich losging. Aber er ist nie eingeschritten. Letztlich habe ich mich von ihm im Stich gelassen gefühlt.	Weil ich mit diesem Vater aufgewachsen bin, der gesehen hat, wie sehr ich leide und dennoch nichts unternommen hat, glaube ich noch heute, dass niemand mir helfen wird, wenn es mir schlecht geht.
Oma	Meine Oma war für mich die wichtigste Person bis ich acht Jahre alt war. Bei ihr habe ich mich geborgen gefühlt. Sie hat von all dem Ärger zu Hause zwar nichts mitbekommen und konnte deswegen auch nichts unternehmen, aber sie hat mich immer in den Arm genommen und mir gesagt, wie lieb sie mich hat. Wenn ich etwas falsch gemacht habe, fand sie das gar nicht schlimm. Leider starb sie kurz nach meinem achten Geburtstag. Ich war sehr traurig, aber auch sehr wütend, dass sie mich einfach alleine zurück ließ.	Weil ich mit dieser Oma aufgewachsen bin, die so gut zu mir war und mich dann im Alter von acht Jahren plötzlich im Stich ließ, weiß ich, dass ich mich auf Menschen, denen ich mich wirklich nahe fühle, nicht verlassen kann.

Tabelle 2: Fortsetzung

Prägende Bezugs-person	Beschreibung der Bezugsperson (reduziert auf das Wichtigste)	Prägung
Ex-Ehemann	Mein Ex-Ehemann ähnelte sehr meinem Vater. Ich kam mit seiner Mutter überhaupt nicht klar. Er hat mich in Auseinandersetzungen nie unterstützt, war nie auf meiner Seite. Wenn ich ihm sagte, dass ich mit seiner Mutter nicht klarkam, meinte er nur, dass ich mich dann eben mehr anstrengen müsse, er könne mir da nicht helfen.	Weil ich mit diesem Mann verheiratet war, der nie auf meiner Seite war, bin ich bis heute überzeugt, dass man in der Not immer alleine ist.
Ex-Schwiegermutter	Meine Ex-Schwiegermutter konnte mich nie leiden. Ich war nicht gut genug für ihren Sohn. Bei jeder Gelegenheit hat sie mich fertig gemacht und gegängelt. Vor allem wenn andere dabei waren. Beispielsweise hat sie immer betont, dass ich nicht mal einen Haushalt führen könne und dass es gut sei, dass wir keine Kinder hätten.	Weil ich diese Schwiegermutter hatte, denke ich bis heute, dass es besser ist, dass ich keine Kinder habe, weil ich nie eine gute Mutter sein könnte.

Müsste man die Prägungen des Beispiels in Tabelle 2 den Bereichen zuordnen, so sähe das beispielsweise wie in Tabelle 3 dargestellt aus.

In dem oben beschriebenen Beispiel wird deutlich, dass die Patientin zum einen unter extremen Minderwertigkeitsgefühlen litt und zum anderen der Überzeugung war, nie Hilfe und Unterstützung von anderen bekommen zu können. Die Prägungen lagen also vor allem in den Bereichen *Fehler machen/Scheitern* und *Emotionale Bedürfnisse*.

Zur Einordnung Ihrer Prägungen können Sie Aufgabe 5 im Arbeitsblatt 3 (vgl. Anhang, Seite 89) bearbeiten.

Tabelle 3: Beispiel für die Zuordnung der Prägungen zu den Bereichen

Bereich	Prägungen, die in diesen Bereich fallen
Nähe/Intimität	– Weil ich mit dieser Oma aufgewachsen bin, die so gut zu mir war und mich dann im Alter von acht Jahren plötzlich im Stich ließ, weiß ich, dass ich mich auf Menschen, denen ich mich wirklich nahe fühle, nicht verlassen kann.
Emotionale Bedürfnisse	– Weil ich mit diesem Vater aufgewachsen bin, der gesehen hat, wie sehr ich leide und dennoch nichts unternommen hat, glaube ich noch heute, dass niemand mir helfen wird, wenn es mir schlecht geht. – Weil ich mit diesem Mann verheiratet war, der nie auf meiner Seite war, bin ich bis heute überzeugt, dass man in der Not immer alleine ist.
Negative Gefühle	
Fehler machen/ Scheitern	– Weil ich mit dieser Mutter aufgewachsen bin, die mich stets beschimpft und gedemütigt hat, habe ich bis heute das Gefühl, eine Versagerin zu sein und nichts hinzubekommen. – Weil ich diese Schwiegermutter hatte, denke ich bis heute, dass es besser ist, dass ich keine Kinder habe, weil ich nie eine gute Mutter sein könnte.

Welche Rolle spielen Prägungen in unserem Leben?

Wir möchten an dieser Stelle noch einmal verdeutlichen, warum es hilfreich sein kann, die eigenen Prägungen zu kennen und diese den oben aufgeführten Bereichen zuzuordnen. Prägungen sind wie Befürchtungen, die oft unbewusst sind, aber mit denen Sie aufgrund Ihrer bisherigen Beziehungserfahrungen durchs Leben gehen. So funktionieren wir Menschen. Wir tragen unsere Beziehungserfahrungen in uns, und lassen uns von diesen mehr oder weniger bewusst führen. Wenn Sie Ihre Prägungen kennen und wissen, in welchem Bereich bzw. in welchen Bereichen diese überwiegend liegen, können Sie gezielt darauf achten, ob Sie sich in Ihrem Verhalten vielleicht manchmal zu sehr von Ihren früh entstandenen Befürchtungen leiten lassen.

Greifen wir noch einmal das Beispiel der oben beschriebenen Patientin auf. Ihre Prägungen lagen vor allem in den Bereichen *Fehler machen/Scheitern* und *Emotionale Bedürfnisse*. Deswegen hatte die Patientin immer große Angst, etwas falsch zu machen und hat in allen Beziehungen, die ihr wichtig waren, versucht, Fehler zu vermeiden. Gleichzeitig hatte sie trotzdem immer das Gefühl eine Versagerin zu sein und alles falsch zu machen. Außerdem hat die Patientin sich nie an andere Menschen gewandt, wenn sie Hilfe gebraucht hätte. Sie hat nicht daran geglaubt, dass andere für sie da sein würden. Man kann sich gut vorstellen, dass es mit diesen Überzeugungen schwer ist, glücklich zu werden.

In Tabelle 4 finden Sie Beispiele, wie Prägungen aus den verschiedenen Bereichen unser Verhalten im alltäglichen Leben steuern können.

Tabelle 4: Wie sich ungünstige Prägungen aus den verschiedenen Bereichen auf unser Leben auswirken können (in Anlehnung an Brakemeier & Buchholz, 2013)

Ungünstige Prägungen im Bereich …	Mögliche Auswirkungen
… Nähe/Intimität	– Betroffene versuchen, Nähe und Intimität so gut es geht zu vermeiden. – Körperliche Nähe ist für Betroffene bedrohlich und angstauslösend. – Betroffene verstecken sich hinter einer Fassade. Sie tun oft nur so als ob. Sie vermeiden es, authentisch zu sein und wirklich etwas von sich Preis zu geben.
… Emotionale Bedürfnisse	– Betroffene äußern ihre emotionalen Bedürfnisse vor anderen nicht. – Betroffene vertrauen sich anderen Menschen nur sehr schwer an. – Betroffene sind der Überzeugung, dass Ihre Bedürfnisse von niemandem ernst genommen werden. – Betroffene stellen die eigenen Bedürfnisse immer hinten an. – Betroffene vermeiden es, sich an andere zu wenden, wenn Sie Unterstützung bräuchten. – Betroffene tun sich schwer, mit anderen über ihre Probleme zu sprechen.

Tabelle 4: Fortsetzung

Ungünstige Prägungen im Bereich ...	Mögliche Auswirkungen
... Negative Gefühle	– Betroffene haben Angst davor, vor anderen negative Gefühle zu äußern. – Betroffene lassen sich negative Gefühle wie Ärger, Wut oder Traurigkeit nicht anmerken. – Betroffene unterdrücken negative Gefühle.
... Fehler machen/ Scheitern	– Betroffene sind überzeugt davon, ein Versager zu sein. – Betroffene trauen sich nichts zu und haben ein geringes Selbstwertgefühl. – Betroffene haben große Angst, Fehler zu machen. – Betroffene versuchen, es immer allen recht zu machen. – Betroffenen macht es sehr viel aus, wenn sie von anderen kritisiert werden.

Vielleicht hat Ihnen dieser Abschnitt ein wenig dabei geholfen, sich Ihre eigenen Prägungen bewusst zu machen. Und vielleicht gelingt es Ihnen, im Alltag darauf zu achten, wie oft und in welchen Situationen Sie sich von diesen Prägungen in Ihrem Verhalten leiten lassen. Diese Erkenntnis kann Ihnen dabei helfen, sich in zukünftigen Situationen bewusst dagegen zu entscheiden, sich von diesen frühen Prägungen leiten zu lassen. Vielleicht finden Sie den Mut, neues Verhalten auszuprobieren, auch wenn dies zunächst Ihren Prägungen widerspricht. Unterstützung dabei finden Sie sicher in einer geeigneten Psychotherapie.

3.1.2 Aktivierung, Strukturierung und Aufbau angenehmer Aktivitäten

Viele Menschen, die unter einer chronischen Depression leiden, ziehen sich von anderen Menschen zurück und haben in ihrem Alltag nur noch wenige oder gar keine Aktivitäten, die sie wirklich als angenehm empfinden. Das liegt vor allem daran, dass die chronische Depression oft mit Antriebslosigkeit, Erschöpfung und Interessenlosigkeit einhergeht. Wir wissen jedoch, dass dieser Rückzug die depressive Stimmung noch verstärkt, denn unser Befinden hängt auch wesentlich davon ab, wie viele angenehme Dinge wir erleben und wie viele Kontakte wir zu anderen Menschen haben. Es besteht also ein reziproker Zusammenhang zwischen Handeln und Fühlen, das bedeutet, dass unser Gefühl unser Handeln beeinflusst und gleichsam aber auch unser Handeln unser Gefühl beeinflusst. Wenn ich also nichts tue, weil ich mich schlecht fühle, verstärke ich damit das unangenehme Gefühl nur noch mehr. Abbildung 3 verdeutlicht diesen Zusammenhang.

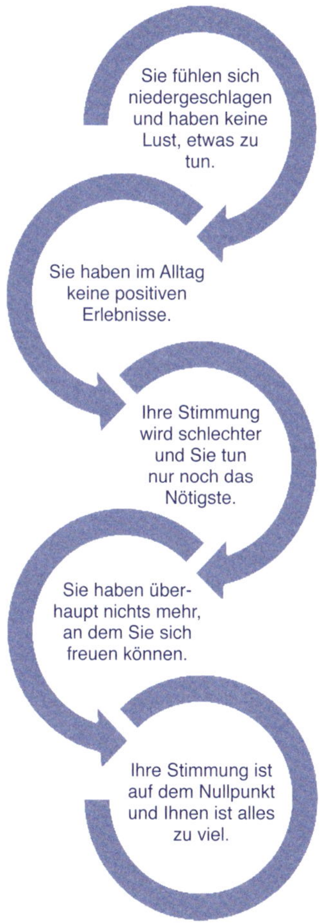

Abbildung 3: Der Zusammenhang von Fühlen und Handeln bei der chronischen Depression

Es ist leichter das eigene Verhalten zu verändern als die Gefühle und Prägungen. Insbesondere für Menschen, die unter einer chronischen Depression leiden, ist es wichtig, nach und nach aktiver zu werden und mehr angenehme Aktivitäten in ihr Leben einzubauen und so auch wieder häufiger mit anderen Menschen in Kontakt zu treten. Tatsächlich lässt sich die oben abgebildete Spirale durch den systematischen und allmählichen Aufbau angenehmer Aktivitäten auch wieder umkehren: Je körperlich aktiver wir sind, und je mehr positive Aktivitäten wir durchführen, desto besser fühlen wir uns. Das passiert auch, wenn Ihnen am Anfang alles schwerfällt, eine Anstrengung und Überwindung ist. Allmählich kommt ein aufbauender Kreislauf in Gang. Die verbesserte Stimmung wiederum steigert den Antrieb und die Bereitschaft, aktiver zu sein.

Obwohl der beschriebene Zusammenhang zwischen Handeln und Fühlen für viele gut nachvollziehbar ist, ist es gerade dann, wenn man chronisch depressiv ist, sehr schwer, mehr angenehme Aktivitäten in den Alltag einzubauen. Es stellt sich die Frage, woran das liegt, wo doch den meisten Betroffenen einleuchtet, dass es wichtig wäre, mehr Angenehmes in ihren Alltag einzubauen. Der Grund dafür liegt darin, dass wir Menschen oft dazu tendieren, uns eher von kurzfristigen als von langfristigen Konsequenzen leiten zu lassen. Kurzfristig wird die Durchführung angenehmer Aktivitäten von chronisch depressiven Menschen oft als sehr anstrengend und damit als unangenehm empfunden, auch wenn sie langfristig positive – nämlich antidepressive – Effekte nach sich zieht. Es ist daher sehr wichtig, sich die langfristig positiven Konsequenzen (aus der Depression rauszukommen, mehr Kontakte zu haben, abgelenkter und zufriedener zu sein usw.) bewusst zu machen und sich diese immer wieder vor Augen zu halten, um genug Motivation aufbringen zu können, aktiver zu werden und den Anteil angenehmer Aktivitäten im eigenen Leben wirklich zu erhöhen.

Schritt 1 – Ist-Zustand beobachten

Bevor man etwas verändern möchte, ist es immer sinnvoll, sich zunächst ein Bild vom Ist-Zustand zu machen. So ist es auch, wenn Sie vorhaben, aktiver zu werden und mehr angenehme Aktivitäten in Ihren Alltag einzubauen. Daher möchten wir Sie einladen, zunächst einmal eine Woche lang zu beobachten, was Sie tun und wie es Ihnen dabei geht.

Hierfür können Sie den Wochenplan verwenden, den Sie als Arbeitsblatt 4 im Anhang (vgl. Seite 90f.) finden. Ihre Aufgabe besteht darin, eine Woche lang aufzuschreiben, was Sie an den einzelnen Tagen getan haben und wie Ihre Stimmung dabei war. Dabei sind zwei Dinge zu beachten:

- Wenn man nur einmal am Tag (abends) aufschreibt, was man den ganzen Tag über gemacht hat, gehen erfahrungsgemäß viele Erlebnisse und Ereignisse unter. Vor allem Aktivitäten, die nur kurz andauerten (das kann z.B. ein kurzes Telefonat mit der Schwester sein). Das ist bei chronisch depressiven Menschen ein besonderes Problem, da sie aufgrund ihrer Erkrankung ungenaue Beobachter sind und Einschränkungen in der Aufmerksamkeit aufweisen. Auch ist ihr Erinnerungsvermögen eingeschränkt, sodass sie sich schlechter an Zurückliegendes erinnern. Daher ist es wichtig, dass Sie spätestens alle drei bis vier Stunden die Ereignisse, Tätigkeiten und Erlebnisse (oder auch das Ausbleiben eines erwarteten Ereignisses) in Ihrem Wochenplan festhalten und (stichwortartig) aufschreiben.
- Gerade wenn man chronisch depressiv ist, hat man manchmal den Eindruck, dass es nur zwei Befindenszustände gibt: gut und schlecht. Nun ist es jedoch wichtig, dass Sie sich und Ihre Stimmung in der nächsten Zeit etwas genauer beobachten. Versuchen Sie, bei jedem Ereignis, jeder Tätigkeit und jedem Erlebnis auch festzuhalten, wie gut oder schlecht Sie sich dabei gefühlt haben. Sie können dafür z.B. Schulnoten verwenden. Eine 1 würde dabei bedeuten, dass Sie sich sehr gut gefühlt haben, eine 6, dass Sie sich sehr schlecht gefühlt haben. Sie können aber auch „++“ für sehr gut verwenden, „+“ für gut, „0“ für neutral, „–“ für schlecht und „– –“ für sehr schlecht.

In Abbildung 4 finden Sie als Beispiel einen Ausschnitt aus einem korrekt ausgefüllten Wochenplan.

Wenn Sie eine Woche lang einen Wochenplan geführt haben, sollten Sie am Ende zusammenzählen, wie viele Aktivitäten Sie als neutral oder unangenehm empfunden haben, und wie viele als angenehm. Im obigen Beispiel hat die Patientin 44 Aktivitäten als neutral oder unangenehm empfunden und lediglich 8 als angenehm. Es bestand in diesem Fall also ganz eindeutig ein Ungleichgewicht. Die Patientin hat sehr viel mehr Aktivitäten in ihrem Wochenplan gehabt, die sie als neutral oder unangenehm empfand,

Uhrzeit	Montag	Dienstag	Mittwoch
06.00 bis 07.00	Noch im Bett, wach seit 5 (– –)	Schlafen (0)	Noch im Bett, wach seit 5 (– –)
07.00 bis 08.00	Grübeln, noch im Bett (– –)	Aufgestanden, Dusche (+)	Grübeln, noch im Bett (– –)
08.00 bis 09.00	duschen, anziehen etc. (–)	Zum Bäcker gegangen (+)	Grübeln, noch im Bett (– –)
09.00 bis 10.00	Sofa, TV (– –)	Frühstück, Zeitung lesen (+)	erneut eingeschlafen (0)
10.00 bis 11.00	Sofa, TV (– –)	An der Uni (0)	Wach im Bett (– –)
11.00 bis 12.00	Mutter angerufen, los zum Einkaufen (0)	Uni (0)	duschen, anziehen etc. (–)
12.00 bis 13.00	Einkaufen (0)	Uni (0)	Uni (0)
13.00 bis 14.00	Kochen & essen (+)	Uni (0)	Uni (0)
14.00 bis 15.00	Sofa, TV (– –)	Uni (0)	Uni (0)
15.00 bis 16.00	Sofa, TV (– –)	Uni (0)	Uni (0)
16.00 bis 17.00	Überraschender Besuch von Freundin (+)	Kaffee mit Kommilitonin (+)	Nach Hause, essen (–)
17.00 bis 18.00	s. o. (+ +)	Nach Hause, TV (0)	Versucht Hausarbeit anzufangen (– –)
18.00 bis 19.00	Essen (0)	Sofa, TV (–)	Sofa, TV (– –)
19.00 bis 20.00	Sofa, TV (–)	Sofa, TV (–)	Sofa, TV (– –)
20.00 bis 21.00	Sofa, TV (–)	Sofa, TV (–)	Sofa, TV (– –)
21.00 bis 22.00	eingeschlafen vor TV (0)	Im Bett, lesen (+)	Sofa, TV (– –)
22.00 bis 23.00	Ins Bett (0)	Schlafen (0)	Ins Bett, grübeln (– –)
23.00 bis 24.00			Schlafen (0)

Abbildung 4: Ausschnitt aus einem korrekt ausgefüllten Wochenplan (nach Hautzinger, 2013)

als Aktivitäten, die für sie auch angenehm waren. Entsprechend wurde der Anteil an angenehmen Aktivitäten bei dieser Patientin im Laufe der weiteren Therapie erhöht.

Schritt 2 – Liste mit angenehmen Aktivitäten ausfüllen

Damit auch Sie den Anteil an angenehmen Aktivitäten in Ihrem Alltag erhöhen können, laden wir Sie ein, in einem nächsten Schritt herauszufinden, welche Dinge Sie überhaupt als angenehm empfinden. Gerade wenn man schon lange depressiv ist, fällt einem manchmal gar nichts mehr ein, was man wirklich angenehm findet. Aus diesem Grund gibt es sogenannte Listen mit angenehmen Aktivitäten. Das sind Listen, auf denen zahlreiche Aktivitäten aufgeführt sind, die manche Menschen als angenehm empfinden.

Eine solche Liste finden Sie auf Arbeitsblatt 5 im Anhang dieses Buches (vgl. Seiten 92–95). Ihre Aufgabe zu der Liste ist folgende:

- Bitte markieren Sie zuerst die erste Spalte neben den aufgeführten Aktivitäten farbig, wenn Sie die entsprechende Aktivität angenehm finden oder sich vorstellen können, dass die aufgeführte Aktivität Ihnen angenehm ist. Wenn Sie möchten, können Sie noch zwischen einigermaßen angenehmen und angenehmen Aktivitäten unterscheiden, beispielsweise indem Sie die einigermaßen angenehmen Aktivitäten gelb markieren und die angenehmen rot.
- Notieren Sie dann bitte in der zweiten Spalte wie häufig *jedes markierte Ereignis* in den letzten 30 Tagen stattfand. Dabei steht „0“ für gar nicht, „1“ für einige Male (1- bis 6-mal) und „2“, wenn es häufig vorkam (7-mal oder häufiger).

In Abbildung 5 finden Sie als Beispiel einen Ausschnitt aus einer ausgefüllten Liste mit angenehmen Aktivitäten.

In der beispielhaft abgebildeten Liste mit angenehmen Aktivitäten wird deutlich, dass die Patientin zwar einige Dinge als angenehm oder im Prinzip angenehm empfindet, das meiste davon jedoch in letzter Zeit nicht durchgeführt hat. Was zeigt, wie viele depressive Menschen die vorhandenen Potenziale nicht nutzen. Möglicherweise finden Sie bei sich ein ähnliches Muster. Wenn dem so ist, empfehlen wir Ihnen, zu Schritt 3 überzugehen, nämlich zu der geplanten Steigerung angenehmer Aktivitäten in Ihrem Alltag.

Aktivität/Ereignis	**Angenehm?** Markierung bedeutet, es ist angenehm	**Häufigkeit** 0 = nie; 1 = einige Male (1- bis 6-mal); 2 = Häufig (7-mal oder häufiger)
Ins Grüne fahren		0
Schöne Kleidung tragen		
Für einen guten Zweck spenden		
Sich über Sport unterhalten		0
Zu einem Konzert gehen		
Federball spielen		
Ausflüge oder Urlaubsreisen planen		0
Für sich selbst Dinge einkaufen		1

Abbildung 5: Ausschnitt aus einer ausgefüllten Liste mit angenehmen Aktivitäten (nach Hautzinger, 2013)

Schritt 3 – Geplante Steigerung angenehmer Aktivitäten im Alltag

In diesem Schritt möchten wir Sie dazu einladen, die Anzahl der angenehmen Aktivitäten in Ihrem Alltag gezielt zu erhöhen. Hierfür ist es wichtig, dass Sie sich zunächst einmal überlegen, wie viele und welche angenehmen Aktivitäten Sie in der kommenden Woche gerne durchführen möchten. Prinzipiell ist es ratsam, dass Sie zunächst überlegen, was Sie ohnehin für die kommende Woche bereits geplant haben (z. B. Zahnarztbesuch, Arbeiten, Kollegin treffen etc.). Überlegen Sie dann, wie angenehm Sie die ohnehin schon geplanten Aktivitäten finden. Ziel der geplanten Steigerung angenehmer Aktivitäten ist es, dass Sie irgendwann etwa gleich viele angenehme, wie unangenehme Aktivitäten in einer Woche durchführen. Es kann sein, dass Sie das für den Anfang zu viel finden. Und tatsächlich ist es wichtig, dass Sie sich nicht gleich überfordern. Wenn man Ziele zu hoch steckt, ist die Wahrscheinlichkeit groß, dass man erst gar nicht damit anfängt, etwas zu verändern. Für den Anfang kann es daher schon ausreichen, ein bis zwei (zusätzliche) angenehme Aktivitäten für die Tage in der kommenden Woche einzuplanen. Dabei ist es wichtig, dass Sie immer ganz konkret überlegen, welche Schritte genau notwendig sind, um die Tätigkeit zu starten und durchzuführen. Wenn Sie sich beispielsweise vornehmen, in der kommenden Woche am Donnerstag mit einer Freundin beim Italiener in ihrer Nachbarschaft essen zu gehen, dann sind bereits zur Vorbereitung der Aktivität ein paar Dinge zu klären. Sie können also nicht einfach in ihren Wochenplan (Kalender) für Donnerstagabend um 20 Uhr eintragen, dass Sie mit einer Bekannten (wer genau!) essen gehen werden, sondern Sie müssen zumindest die Freundin zuvor fragen, ob sie Zeit hat und eventuell auch noch einen Platz im Restaurant reservieren. Solche konkreten Schritte müssen Sie bei der Planung angenehmer Aktivitäten immer mit bedenken. Denn wie gesagt, wenn es Ihnen sonst am Ende zu viel ist, werden Sie vielleicht gar nichts verändern. Daher ist es besser, sich zunächst kleinere, aber erreichbare Ziele zu stecken. Sie können die Anzahl an angenehmen Aktivitäten pro Woche dann nach und nach steigern, bis Sie schließlich etwa gleich viele angenehme wie unangenehme Aktivitäten in Ihrem Wochenplan stehen haben. Besonders hilfreich ist es, wenn Sie versuchen im Anschluss an eine unangenehme Aktivität (wie z. B. Küche putzen) eine angenehme Aktivität einzuplanen (z. B. mit Schwester skypen).

Merke:

Es gibt verschiedene Strategien, die dabei helfen können, eine chronische Depression zu überwinden. Dazu gehört für viele Betroffene, sich die eigenen Prägungen und deren Auswirkungen auf das eigene Verhalten bewusst zu machen, daraufhin das eigene Verhalten gezielt zu verändern sowie die Tages- und Wochenplanung verbunden mit dem Aufbau von angenehmen Aktivitäten.

Nicht alle Menschen profitieren jedoch von diesen Strategien und viele schaffen es nicht, sie ohne die Unterstützung von Fachleuten durchzuführen. Sie sollten also nicht verzweifeln, wenn es Ihnen nicht gelingt, die Strategien alleine umzusetzen oder sie den Eindruck haben, von Ihren Anstrengungen nicht zu profitieren. Wir empfehlen Ihnen dringend, eine psychotherapeutische Behandlung in Betracht zu ziehen, wenn Sie unter einer chronischen Depression leiden. Selbsthilfe alleine reicht meist nicht aus, motiviert jedoch für bzw. ergänzt eine Therapie.

3.2 Wann ist eine Behandlung sinnvoll?

Wie bereits erwähnt, scheinen etwa 30 Prozent aller Depressionen chronisch zu verlaufen. Dabei dauern 10 bis 15 Prozent länger als fünf Jahre an. In einer Studie, in der mehrere hundert depressive Patienten über einige Jahre hinweg untersucht wurden, waren nach sechs Monaten 50 Prozent der Patienten gesundet. Nach zwei Jahren befanden sich noch 21 Prozent der Erkrankten in der depressiven Episode, nach fünf Jahren waren es 12 Prozent und nach 10 Jahren waren es immer noch 7 Prozent.

Es ist höchst unwahrscheinlich, dass sich chronische Depressionen von alleine bessern. Über 90 Prozent der Betroffenen weisen ohne Behandlung auch nach Jahren unverändert depressive Symptome auf und erfüllen noch immer die Diagnosekriterien. Außerdem treten chronische Depressionen häufig zusammen mit anderen Erkrankungen auf. Neben der chronischen Depression leiden Betroffene beispielsweise in vielen Fällen auch unter heftigen Ängsten (z. B. einer sozialen Phobie, Panikzuständen, ständigen Sorgen), einer Suchterkrankung (insbesondere Alkoholmissbrauch und Missbrauch von Beruhigungsmitteln), einer Essstörung und Suizidalität. Auch körperliche Erkrankungen kommen bei chronischen Verlaufsformen der Depression häufig parallel vor. Hierbei treten vor allem Herz- und Atemwegserkrankungen sowie Schlaf- und Schmerzstörungen auf.

Neben der Tatsache, dass sich chronische Depressionen nicht von alleine bessern, spricht auch die hohe Rate an gleichzeitig bestehenden anderen Erkrankungen dafür, sich als Betroffener in eine angemessene (psychotherapeutische) Behandlung zu begeben.

3.3 Welche Behandlungsmöglichkeiten gibt es?

Bezüglich der chronischen Depression gibt es im Wesentlichen drei Gruppen von Behandlungsmöglichkeiten: Die medikamentöse Behandlung (Antidepressiva), die Behandlung durch Hirnstimulation und die psychotherapeutische Behandlung. Diese drei Behandlungsoptionen schließen sich keinesfalls gegenseitig aus, sondern ergänzen sich. Gerade bei der chronischen Depression hat sich die Kombinationsbehandlung als wirksamer erwiesen, als jede der Einzeloptionen. Die Kombination von antidepressiver Medikation und Psychotherapie ist im Falle der chronischen Depression der alleinigen Psychotherapie oder der alleinigen medikamentösen Behandlung nachweislich überlegen. Entsprechend empfehlen auch die jeweiligen nationalen Versorgungsleitlinien (in den europäischen Ländern) zur Therapie der Depression bei chronischen Depressionen die Kombination von Medikation und Psychotherapie als Behandlung mit den größten Erfolgsaussichten bei guter wissenschaftlicher Evidenz (www.depression.versorgungsleitlinien.de/). Insbesondere bei schweren chronischen Depressionen wird dringend die Kombination beider Behandlungsansätze empfohlen. Bei leichteren chronischen Depressionen hingegen (insbesondere bei der Dysthymie) kann auch eine alleinige Psychotherapie in Betracht gezogen werden.

3.3.1 Medikamentöse Behandlung

Bei der medikamentösen Behandlung der chronischen Depression werden verschiedene Gruppen von Medikamenten eingesetzt. Nach zahlreichen wissenschaftlichen Untersuchungen darf heute die Wirksamkeit der sogenannten tri- und tetrazyklischen Antidepressiva, der Monoaminoxidasehemmer und der selektiven (Serotonin, Noradrenalin u. a.) Wiederaufnahmehemmer in der Behandlung der unipolaren Depression als gesichert gelten. Es existieren bislang keine Hinweise, dass bestimmte Medikamente wirkungsvoller als andere sind. Jeder Patient reagiert jedoch anders auf diese bewährten Präparate. Dies erfordert eine persönliche Anpassung der Medikamentenart und Dosierung. In Tabelle 5 finden Sie eine Übersicht über die antidepressiv wirkenden Substanzklassen sowie einige Beispiele für dazugehörige Medikamente.

Jeder, der unter einer chronischen Depression leidet, bedarf einer individuell zugeschnittenen Behandlung, welche auch Begleiterkrankungen (z. B. Substanzmissbrauch, andere psychische Erkrankungen) und Komplikationen berücksichtigt. Spricht ein Patient nach 4 bis längstens 6 Wochen auf richtig verabreichte (optimale Dosierung, zuverlässig eingenommen) Medikation nicht an, dann sollte mit dem behandelnden Arzt ein Wechsel zu einem anderen Antidepressivum, die zusätzliche Gabe von Lithium oder von Antikonvulsiva diskutiert werden.

Klingt die chronische Depression in Folge der Einnahme von Medikamenten ab, sollten Betroffene die Medikation mindestens bis zu einem halben Jahr, bestenfalls über mehrere Jahre fortsetzen. Unter Umständen muss auch

Tabelle 5: Übersicht über einige Antidepressiva (in Anlehnung an Köhler, 1999)

Substanzklasse	Beispiele für dazugehörige Substanzen (mit gesetzlich geschützten Handelsnamen in Auswahl)
Trizyklische Antidepressiva	Amitriptylin (Saroten®) Clomipramin (Anafranil®) Desipramin (Petylyl®) Doxepin (Aponal®) Imipramin (Tofranil®) Nortriptylin (Nortrilen®) Trimipramin (Stangyl®)
Tetrazyklische Antidepressiva	Maprotilin (Ludiomil®) Mianserin (Tolvin®)
Monoaminooxidasehemmer	Tranylcypromin (Jatrosom N®) Moclobemid (Aurorix®)
Selektive Serotonin-Wiederaufnahme-Hemmer	Citalopram (Cipramil®) Escitalopram (Cipralex®) Fluoxetin (Fluctin®) Fluvoxamin (Fevarin®) Sertralin (Gladem®, Zoloft®) Paroxetin (Seroxat®, Tagonis®)

über eine dauerhafte Einnahme nachgedacht werden, denn durch die langfristige Einnahme antidepressiver Medikamente oder Lithium kann die Rückfallgefahr und das Widerauftreten ernsthafter depressiver Symptome und depressiver Episoden deutlich vermindert werden. Ohne fortgesetzte medikamentöse Behandlung erleiden 80 % derjenigen Patienten, die ausschließlich medikamentös behandelt wurden, innerhalb von zwei Jahren eine erneute depressive Phase. Die Kombination von Medikamenten und Psychotherapie sichert hingegen über 60 % der Patienten Rückfallfreiheit.

Obwohl es die klare Empfehlung gibt, eine chronische Depression mit einer Kombination von Antidepressiva und Psychotherapie zu behandeln, haben viele Betroffene die Erfahrung gemacht, dass Antidepressiva bei ihnen zu keiner Besserung führen. Entsprechend lehnen viele dieser chronisch erkrankten und durch die Misserfolge frustrierten Patienten eine medikamentöse Behandlung ab. Die aktuelle wissenschaftliche Befundlage erlaubt in diesem Fall auch eine alleinige, auf die spezifische Problematik der chronischen Depression zugeschnittene Psychotherapie. Diese sollte in jedem Fall in ausreichender Dauer, oft über ein bis zwei Jahre durchgeführt werden.

3.3.2 Hirnstimulation

Mit Hirnstimulation sind elektrophysiologische und neurochirurgische Behandlungen gemeint, die in den letzten Jahren entwickelt wurden, um bei wirkungsloser Pharmakotherapie in direkter Weise auf die „blockierten" Regionen des Gehirns einzuwirken. Dadurch kann der Antrieb verbessert, die emotionale Starre gelöst und die tiefe Interesselosigkeit überwunden werden. Die Betroffenen werden darüber wieder zugänglich, was dann die Mitarbeit in einer Psychotherapie ermöglicht. Im Wesentlichen kommen zur Behandlung der schweren chronischen Depression aktuell drei verschiedene Hirnstimulationsverfahren zum Einsatz, die wir im Folgenden näher erläutern möchten.

Elektrokrampftherapie

Die Elektrokrampftherapie (oft mit EKT abgekürzt) ist das älteste Hirnstimulationsverfahren zur Behandlung psychischer Störungen. Es wurde bereits um 1940 erstmals durchgeführt. Entsprechend ist die EKT eine etablierte Methode in der Psychiatrie und kann als eine der effektivsten Behandlungsformen schwerer und andauernder depressiver Erkrankungen bezeichnet werden. Zwar wird die EKT bei verschiedensten psychiatrischen Erkrankungen eingesetzt, doch dominiert ihre Anwendung bei schweren, therapieresistenten Depressionen. Eine EKT wird beispielsweise bei hochgradig suizidalen Patienten oder auch bei Vorliegen eines depressiven Stupors (darunter versteht man einen Starrezustand des Körpers, bei welchem Bewegungen nicht oder nur sehr langsam durchgeführt werden) durchgeführt. Grundsätzlich sollte eine EKT immer dann in Erwägung gezogen werden, wenn eine angemessene medikamentöse und psychotherapeutische Behandlung erfolglos verlief oder derart unerwünschte Nebenwirkungen der Medikation auftreten, dass sie für den Patienten nicht tolerabel sind.

Bei der Elektrokrampftherapie werden die Patienten kurzzeitig in Narkose versetzt. Zusätzlich werden ihnen Muskelrelaxanzien verabreicht. Das sind

Medikamente, die eine vorübergehende Entspannung der Skelettmuskulatur bewirken. Anschließend wird mithilfe eines kurzen Stromimpulses ein epileptischer Krampfanfall ausgelöst, der jedoch durch die Muskelrelaxanzien von außen kaum sichtbar ist. Üblich sind mehrere EKT-Behandlungen, die mit einem zeitlichen Abstand von etwa ein bis zwei Tagen durchgeführt werden. Der Wirkmechanismus der EKT ist trotz langjähriger Anwendung noch nicht vollständig geklärt. Es wird angenommen, dass der ausgelöste Krampfanfall zu einer Veränderung der biochemischen Prozesse im Gehirn führt.

Das Risiko schwerwiegender Schädigungen ist mit 1 : 50.000 Behandlungen sehr gering. Entsprechend kann die EKT als eines der sichersten Behandlungsverfahren verstanden werden, die unter Narkosebedingungen stattfinden. Zu den häufigsten Nebenwirkungen zählen Kopfschmerzen, gelegentlich treten Übelkeit und Erbrechen auf und selten kommt es zu Muskelkater und Schwindelbeschwerden. Zudem kann es durch die EKT zu kognitiven Störungen kommen. Allerdings verbessert sich der kognitive Status bei den meisten Patienten deutlich, da sich kognitive Einschränkungen, die auf die Depression zurückgehen, durch die EKT zurückbilden. Eines der Hauptrisiken besteht in Problemen, die das Herz betreffen. Die EKT ist wie bereits erwähnt im Allgemeinen jedoch sehr gut verträglich.

Zusammenfassend kann festgehalten werden, dass die EKT zu den wirksamsten somatischen Behandlungsverfahren in der Psychiatrie gehört und deren Anwendung im Falle einer vorliegenden Indikation daher stets in Betracht gezogen werden sollte.

Transkranielle Magnetstimulation

Die Transkranielle Magnetstimulation wurde erstmals Ende des 19. Jahrhunderts durchgeführt. Hierbei wird eine Magnetspule, die kurzzeitig von einem Starkstromimpuls durchflossen wird, am Kopf des Patienten angelegt. Dieser Stromfluss führt zum Aufbau eines Magnetfeldes, welches bedingt, dass diejenigen Nervenzellen des Gehirns, die etwa 2 bis 3 cm von der Spule entfernt liegen, angeregt werden. Das wiederum wirkt sich auf das Befinden des Patienten aus.

Ein großer Vorteil der transkraniellen Magnetstimulation besteht darin, dass der Patient wach ist, während sie durchgeführt wird. Entsprechend muss er zuvor keinerlei Medikamente einnehmen und es bedarf keiner Narkose.

Zudem ist die Transkranielle Magnetstimulation ein schmerzfreies und sehr sicheres Verfahren mit nur wenigen Nebenwirkungen. Die häufigste Nebenwirkung ist ein vorübergehender Kopfschmerz. Einige Patienten klagen auch über vorübergehende Übelkeit oder Reizbarkeit. Was teilweise als sehr unangenehm erlebt wird, ist die Mitstimulation und Kontraktion der Muskulatur. In weniger als 0,5 % der Fälle wird durch die Behandlung ein Krampfanfall ausgelöst. Die Gefahr eines Krampfanfalls besteht insbesondere dann, wenn diesbezüglich eine genetische Anfälligkeit vorliegt oder bereits zuvor schon einmal Krampfanfälle aufgetreten sind. Daher erfragen Ärzte derartige Vorbelastungen vor der Durchführung der Stimulation. Es gibt zudem einige Kontraindikationen. Wenn jemand beispielsweise ein Innenohrimplantat oder magnetisierbare Metallteile im Schädel hat kann diese Stimulation nicht durchgeführt werden. Durch die Transkranielle Magnetstimulation werden die geistigen Funktionen nicht beeinträchtigt. Entsprechend können Patienten, die auf diese Weise behandelt werden, direkt nach der Behandlung ihren gewöhnlichen Beschäftigungen nachgehen (z. B. Auto fahren, Arbeiten).

In der klinischen Anwendung kommt die sogenannte repetitive Magnetstimulation zum Einsatz, bei der über einen Zeitraum von 2 bis 4 Wochen tägliche Sitzungen von etwa 30 Minuten stattfinden.

Zwar gibt es zahlreiche Studien, die einen antidepressiven Effekt der transkraniellen Magnetstimulation zeigen, doch sind die gefundenen Effekte eher moderat.

Tiefe Hirnstimulation

Zur Behandlung der chronischen Depression wird die tiefe Hirnstimulation seit etwa 10 Jahren eingesetzt. Im Gegensatz zur transkraniellen Magnetstimulation handelt es sich hierbei um ein invasives Verfahren. Das bedeutet, dass man dabei in das Gewebe eindringt. Zwei dünne Elektroden (ca. 1 mm) werden im Rahmen einer Operation in genau definierte Areale des Gehirns implantiert. Diese Elektroden werden dann mit einem Pulsgenerator verbunden, der entweder unter die Schlüsselbeine oder auch in den Bauchbereich implantiert wird und von außen programmiert werden kann. Über diesen Pulsgenerator wird dann ein Strom durch die Elektroden geleitet. Der Wirkmechanismus der tiefen Hirnstimulation ist noch weitgehend unbekannt. Es wird jedoch angenommen, dass Ionenkanäle in den Nervenzellen des Gehirns auf den Stromfluss der Hirnstimulation reagieren und dadurch die Übertragung zwischen den Nervenzellen beeinflusst wird.

Neben stimulationsbedingten Nebenwirkungen gibt es bei der tiefen Hirnstimulation auch operationsbedingte Nebenwirkungen, wie beispielsweise lokale Infektionen, Blutungen, Krampfanfälle (1 bis 3 %) oder auch den Hirninfarkt. Unter die stimulationsbedingten Nebenwirkungen fallen unter anderem Bewegungsstörungen oder auch Angst und Agitation.

Die bisherigen Forschungsbefunde zur tiefen Hirnstimulation bei schweren, chronischen Depressionen sind jedoch sehr ermutigend. Daher treten mögliche Nebenwirkungen angesichts des oft jahrelangen Leidens chronisch depressiver Patienten in vielen Fällen in den Hintergrund.

Alle hier aufgeführten medizinischen Behandlungen bedürfen der Ergänzung (Kombination) durch eine spezifisch auf die meist früh beginnende, das Leben dominierende, chronifizierte Depression zugeschnittene Psychotherapie. Dies entspricht auch den Empfehlungen der nationalen Versorgungsleitlinien. Eine Beschreibung einer spezifischen Psychotherapie bei chronischer Depression, wie z. B. CBASP, folgt im nächsten Abschnitt.

3.3.3 Psychotherapie

Der Markt an therapeutischen Angeboten zur Behandlung von Depressionen ist riesig. Beginnt man beispielsweise im Internet zu recherchieren, welche Therapieformen es für die Behandlung von Depressionen gibt, so stößt man auf unterschiedlichste Namen und eine unüberschaubare Menge an „Erfolg versprechenden" Möglichkeiten. Die gesetzliche Krankenversicherung übernimmt jedoch lediglich die Kosten für drei dieser Therapieverfahren (eigentlich jeweils Gruppen von Behandlungsverfahren): Die Verhaltenstherapie, die tiefenpsychologisch fundierte Therapie und die analytische Psychotherapie. Das liegt daran, dass diese drei Verfahren sich für eine breite Anzahl unterschiedlicher Erkrankungen als wirksam erwiesen haben. Dadurch wurden sie in die nationalen Psychotherapierichtlinien aufgenommen. Im Folgenden möchten wir die Grundzüge dieser gesetzlich anerkannten, in ihrer Wirksamkeit belegten, Psychotherapieformen darstellen und dann auf eine spezifische Therapieform (CBASP) etwas ausführlicher eingehen, die ganz besonders zur Behandlung der chronischen Depression entwickelt wurde.

Eine moderne Psychotherapie der chronischen Depression, gleich welcher Orientierung, sollte heute folgende Phasen und Elemente enthalten:

- *Phase 1:* Aufbau therapeutischer Beziehung, positiv-unterstützende, interessierte Haltung eines Therapeuten, zentrale Probleme herausarbeiten und konkretisieren, Lebens- und Erkrankungsgeschichte (auch Behandlungsgeschichte) detailliert erfassen, Hintergrundbedingungen, Anpassung an chronische Erkrankung, vor allem Prägungen und traumatische Erfahrungen.
- *Phase 2:* Vermittlung eines auf den Patienten zugeschnittenen Erklärungsmodells mit Bezug zur möglichen Behandlung, Psychoedukation, Bedeutung von Medikation und anderen Therapiemaßnahmen, konkrete Therapieziele kooperativ festlegen, Hoffnungen und Erwartungen klären, Offenheit über die Begrenztheit der therapeutischen Möglichkeiten (z. B. Teilerfolge, Restbeschwerden), Ehrlichkeit und Selbstöffnung von Therapeuten mit Bezug zum Verhalten eines Patienten, Betonung der Notwendigkeit zur Mitarbeit (Übungen, Aufgaben), Überblick über Struktur und Elemente der Psychotherapie.
- *Phase 3:* Analyse (sog. Situationsanalysen) von Zusammenhängen (Beobachtung tatsächlicher Abläufe, die Bedeutung von zwischenmenschlichen Ereignissen als Auslösern von Gefühlen, von Gedanken, von Handlung, von Reaktionen der Umwelt), tägliche Erfahrungen beobachten, erwünschter Ausgang (konkrete Ziele), was muss geändert werden, damit dieses Ziel erreicht wird, was muss gelernt werden.
- *Phase 4:* Alltagsgestaltung, Aktivierung, Umstrukturierung von Tagesabläufen, Neugestaltung, positive Erfahrungen machen, bisherige Handlungsmustern und Gewohnheiten verändern.
- *Phase 5:* Analyse und Bearbeitung automatischer Gedanken, kognitiver Muster, Prägungen und wenig hilfreicher Informationsverarbeitungen.
- *Phase 6:* Erlernen von Fertigkeiten zur Selbstachtsamkeit, mehr Gelassenheit, Akzeptanz, Werte und Ziele reflektieren und verändern, üben nach neuen Regeln zu leben.
- *Phase 7:* Bearbeitung von Hintergrundbedingungen, traumatischen Erfahrungen, Verlusten, Enttäuschungen, auch von lange stehenden Persönlichkeitszügen.
- *Phase 8:* Verbesserung der sozialen, interaktiven, problemlösenden Fertigkeiten, Überwindung von Isolation, Erhöhung der Selbstsicherheit durch Übungen und neue Erfahrungen.

- *Phase 9:* Einbezug der Familie bzw. der Partner, konstruktive Interaktions- und Kommunikationsfertigkeiten erarbeiten, gemeinsame Alltagsgestaltung, Unterstützung und Umgang mit Depression.
- *Phase 10:* Stabilisierung des Erreichten, Beibehaltung des Gelernten, Vorbereitung auf Krisen, Rückfallverhinderung, Auffrischungs- und Krisensitzungen, weitere Hilfsangebote.

Dies dient zu Ihrer Orientierung, wobei es selbstverständlich ist, dass eine individuelle Psychotherapie immer davon abweichen kann, andere Schwerpunkte setzt, inhaltlich und zeitlich auf Sie persönlich abgestimmt ist. Dies wird in der Abbildung 6 illustriert.

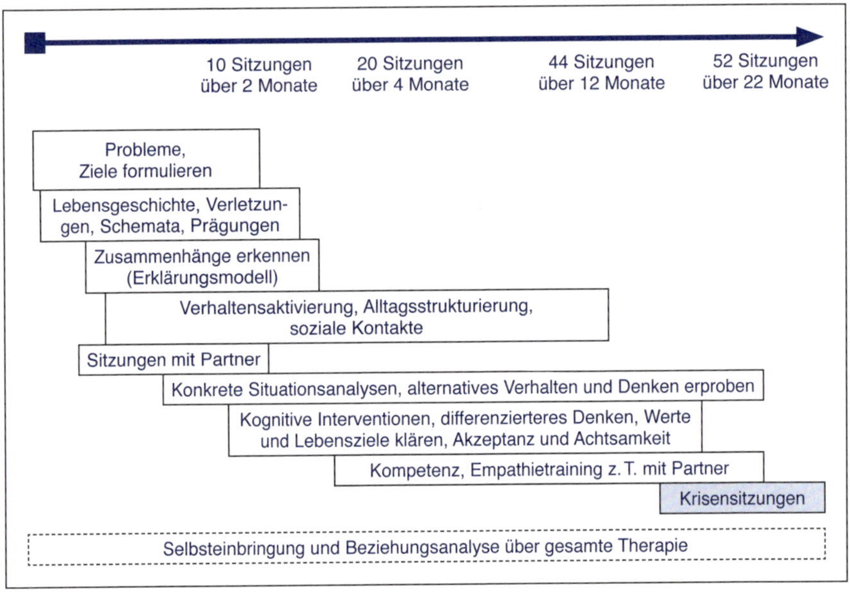

Abbildung 6: Therapieinhalte und Therapiephasen der Behandlung einer Patientin mit chronischer Depression über knapp 2 Jahre

Verhaltenstherapie

Ganz allgemein kann man sagen, dass die Verhaltenstherapie, oft auch kognitive Verhaltenstherapie genannt, auf den Erkenntnissen der Psychologie des Lernens und Denkens aufbaut. Durch verschiedene Methoden werden Veränderungen im Denken und Verhalten angestrebt, die dann eine Veränderung im Fühlen und Erleben nach sich ziehen. In dieser Therapieform erarbeiten Therapeut und Patient gemeinsam, wie es zu den bestehenden Problemen kam, was die Probleme auch aktuell weiter aufrecht erhält und was folglich getan werden muss, um Veränderungen zu erreichen. Aufbauend auf einer vertrauensvollen, wertschätzenden Therapiebeziehung werden dann die Veränderungen geplant, erprobt, trainiert und in der Lebenswelt umgesetzt. Entsprechend geht es, neben den Einsichten über Zusammenhänge, vor allem um den Aufbau von (fehlenden) Fertigkeiten, die Überwindung ungeschickter Einstellungen und pessimistischer Haltungen. Patienten erfahren Unterstützung und Verstärkung bei der Umsetzung, selbst wenn diese Veränderungen langsam und die Problemlösungen in kleinen Schritten erfolgen.

Analytische und tiefenpsychologisch fundierte Psychotherapie

Analytische und tiefenpsychologisch fundierte Psychotherapieformen legen hingegen besonderes Augenmerk auf unbewusste, stark emotional besetzte Vorgänge und die Bearbeitung von lebensgeschichtlich entwickelten Konflikten. Die Grundannahme dieser Therapieformen besteht darin, dass psychische Erkrankungen aus (frühen) verletzenden Lebenserfahrungen und deren konflikthafte, dabei unbewusste Verarbeitung entstehen. Das Hauptziel in der Behandlung besteht in der Aufhebung der Verdrängung von in der Kindheit angelegten Konflikten. In der traditionellen Psychoanalyse wird viel mit Interpretation und Deutung gearbeitet. Der Patient lässt beispielsweise seinen Gedanken und Gefühlen freien Lauf oder berichtet von seinen Träumen. Über diesen Weg möchte der Therapeut Zugang zum Unbewussten des Patienten zu erlangen. In der tiefenpsychologisch fundierten Therapie wird im Vergleich zu klassisch psychoanalytischen Ansätzen mehr auf die *aktuellen* intrapsychischen und zwischenmenschlichen Konflikte eingegangen.

CBASP – eine spezifische Psychotherapie bei chronischer Depression

Wie dargestellt gibt es viele unterschiedliche Psychotherapien, auch verschiedene Therapien für die Behandlung von akuten, episodischen Depressionen. Keines dieser Therapieverfahren hat sich jedoch speziell mit chronischen Depressionen beschäftigt. Ein Behandlungskonzept, das aus der Klinik und Versorgung von Patienten mit chronischen Depressionen entstanden ist, sich in vielen Ländern bewährt hat, und inzwischen auch durch wissenschaftliche Belege untermauert wurde, möchten wir im Folgenden vorstellen.

Diese Psychotherapie („CBASP“) ist störungsspezifisch (vor allem für chronische Depressionen) und integrativ, wobei bewährte aktivierende, emotionale, kognitive und interpersonelle Methoden genutzt und in einen Behandlungsplan integriert werden. Die Abkürzung „CBASP“ steht für den etwas sperrigen Namen „**C**ognitive **B**ehavioral **A**nalysis **S**ystem of **P**sychotherapy“. Dahinter verbirgt sich eine Psychotherapie, die sich in erster Linie auf soziales und zwischenmenschliches Lernen konzentriert. Ihr Begründer (James McCullough) nimmt an, dass bei Menschen, die unter einer chronischen Depression leiden, das Erleben (Gefühle, Denken, Handeln) durch vielfältige, z. T. sehr heftige traumatische Lebenserfahrungen verändert wurde und sich dies insbesondere im zwischenmenschlichen Bereich (blockierend, ungünstig, negativ) bemerkbar macht. Ein Beispiel, wie sich das äußern kann, haben wir bereits in Kapitel 3 dargestellt. Da angenommen wird, dass chronisch depressive Menschen insbesondere im zwischenmenschlichen Bereich große Schwierigkeiten haben, wird die therapeutische Beziehung zu einem wichtigen Element (Erfahrungsraum) in der Therapie.

Therapieziele bei CBASP. Ein wesentliches Therapieziel besteht darin, Patienten zu verdeutlichen, dass ihr eigenes Verhalten, entgegen den Erwartungen bzw. den frühen Lernerfahrungen, Wirkung, d. h. Konsequenzen hat. Wie bereits in Kapitel 2 dargestellt, haben viele Menschen, die unter einer chronischen Depression leiden, den Eindruck, dass sie keinerlei Einfluss auf ihre Umwelt und ihre Bezugspersonen haben. Dieser Eindruck soll im Rahmen der Behandlung überprüft und korrigiert werden. Dies verhilft den Betroffenen dazu, aus den chronischen Gefühlen der Hilf- und Hoffnungslosigkeit herauszukommen.

Ein weiteres Ziel besteht darin, dass Patienten erkennen, wie sie auf andere wirken. Ihnen soll also bewusst werden, was ihr Verhalten bei anderen Menschen auslöst (bewirkt) und prüfen lernen, ob sie genau das auch wirklich auslösen möchten. Sollte dem nicht so sein, lernen Patienten ihr Verhalten so zu verändern, dass sie bei ihrem Gegenüber das auslösen, was sie auslösen möchten.

Ein drittes Therapieziel besteht darin, die sozialen Problemlösefertigkeiten zu verbessern und hilfreiche, positive Bewältigungsstrategien beizubringen.

Patienten lernen, diese neuen Fertigkeiten in Alltagssituationen anzuwenden, um so ihre persönlich wichtigen Ziele zu erreichen.

Über die Erarbeitung der aufgeführten Ziele kommt es zu einer "Heilung" der zwischenmenschlichen Verletzungen und frühen Traumatisierungen. Damit werden neue interpersonelle Erfahrungen möglich. Ein positiver Kreislauf kommt in Gang und verändert dauerhaft die Einstellungen (Opferhaltung, Hilflosigkeit, Pessimismus).

CBASP ist also in erster Linie eine kognitive Verhaltenstherapie, in der es um das Erlernen neuer Verhaltens- und Denkstrategien, aber darüber hinaus auch um das transparente Erlernen bzw. Erleben neuer korrigierender Beziehungserfahrungen geht.

Therapiestrategien bei CBASP. Um die beschriebenen Ziele zu erreichen, werden verschiedene spezifische Therapiestrategien eingesetzt:

- Eine dieser Strategien haben Sie in diesem Buch bereits kennengelernt: Kindheits- und Lebenserfahrungen werden im Rahmen von CBASP durch die *Liste prägender Bezugspersonen* in einen Zusammenhang zu den heutigen zwischenmenschlichen Problemen gestellt.
- Mithilfe der sogenannten *Situationsanalyse* lernen Patienten eine ursächliche Beziehung zwischen eigenen Verhaltens- und Denkmustern und den jeweiligen Konsequenzen herzustellen. In der Therapie werden also Situations- und Bedingungsanalysen erstellt, mit deren Hilfe der Patient automatische persönliche kognitive und affektive (d. h. gefühlsbezogene) Muster erkennen kann, deren tatsächliche Konsequenzen analysiert, erwünschte Alternativen entwickelt und schließlich sozial kompetentes Interaktionsverhalten trainiert und erprobt. Hierbei werden auch Rollenspiele und Transferübungen eingebunden.
- Im Rahmen von sogenannten *interpersonellen Strategien* geht ein Therapeut auf die spezifischen Bedürfnisse chronisch depressiver Menschen ein. Dazu gehört, dass ein Therapeut sich auf verantwortungsvolle Weise persönlich in der therapeutischen Beziehung engagiert, d. h. sie/er wird einem Patienten rückmelden, welche Gefühle und Reaktionen ein Patient in ihr/ihm auslöst. Dies kann unter Umständen recht konfrontativ scheinen, führt jedoch dazu, dass ganz zentrale Punkte im zwischenmenschlichen Verhalten eines Patienten erkannt und entsprechend verändert werden können. Außerdem hilft ein Therapeut so einem Patienten, zwischen alten, automatischen, ungünstigen Beziehungsmustern und

den davon abweichenden Empfindungen, Reaktionen, Verhaltensweisen eines Therapeuten oder auch anderer Personen zu unterscheiden und darüber die ungünstigen, negativen Interaktionsmuster zu verändern.

Typischer Behandlungsablauf bei *CBASP.* In den ersten Sitzungen wird ein Therapeut zunächst eine ausführliche Anamnese erheben. Das bedeutet, dass sie/er mit Ihnen sehr genau über Beginn, Verlauf und Schweregrad der Depression sprechen wird. Darüber hinaus wird ein Therapeut Ihnen in aller Ruhe erklären, wie die Psychotherapie ablaufen wird und Sie dabei insbesondere auf die Ihnen ungewohnte Art der therapeutischen Beziehungsgestaltung vorbereiten. Ab der zweiten oder dritten Sitzung kann bereits unter Nutzung der Liste prägender Bezugspersonen mit der Erarbeitung der in Kapitel 3.1.1 beschriebenen Prägungen begonnen werden. Anschließend wird ein Therapeut mit Ihnen gemeinsam überlegen, welche Schwierigkeiten aufgrund Ihrer Prägungen vielleicht auch im Rahmen der Therapie zu erwarten sind. Dieser Prozess erstreckt sich meist über mehrere Sitzungen. Anschließend werden nach und nach weitere Techniken wie beispielsweise die oben beschriebene Situationsanalyse eingeführt. Die Situationsanalyse wird danach in nahezu jeder Sitzung anhand neuer problematischer sozialer Situationen mit dem Ziel erarbeitet, dass Sie diese Übung mit der Zeit zunehmend eigenständig durchführen können. Zudem werden Verhaltensübungen zum Aufbau neuer Fertigkeiten und dem Einüben veränderter Handlungsabläufe durchgeführt. Im gesamten Behandlungsverlauf wird ein Therapeut immer wieder die Beziehung ansprechen und sich mit seiner Wahrnehmung einbringen. Sie/er wird sich also beispielsweise dann persönlich einbringen (d. h. Ihnen von den Gefühlen und Gedanken, die Sie in ihr/ihm auslösen, berichten), wenn es seiner/ihrer Meinung nach wichtig für Sie ist, diese zu erfahren, weil Sie beispielsweise ähnliches auch in anderen Menschen unbeabsichtigt auslösen könnten.

3.3.4 Wirksamkeit und wissenschaftliche Evidenz

Die nationalen Versorgungsleitlinien zur Behandlung von Depressionen beziehen eine klare Position dahingehend, dass nach unserem heutigen Wissensstand eine chronische Depression am erfolgreichsten behandelt wird, wenn die zuvor beschriebene Psychotherapie mit einer medikamentösen Behandlung (moderne Antidepressiva) kombiniert wird. Die Kombinationsbehandlung erwies sich in verschiedenen Studien den Einzelbehandlungen (also dem alleinigen Einsatz von Medikamenten oder einer Psychotherapie) eindeutig überlegen. Diese überlegene Wirkung hielt nicht nur kurzfristig an, sondern war auch langfristig stabil. Patienten, die eine Kombinationsbehandlung erhielten, zeigten also auch langfristig günstigere Verläufe als die anderen Patienten.

Die nationalen Versorgungsleitlinien betonen jedoch auch, dass der alleinige Einsatz der hier beschriebenen Psychotherapie sinnvoll und hilfreich ist, sollten Betroffene nicht bereit sein, antidepressive Medikamente zu nehmen.

Die chronische Depression ist eine schwer behandelbare Erkrankung. Bei dem Vorliegen einer bereits seit vielen Jahren bestehenden chronischen Depression darf man nicht erwarten, dass eine Behandlung, egal welcher Art, rasche Erfolge erbringt und zur völligen Heilung führt. Es ist angemessener, so zeigen wissenschaftliche Studien und klinische Erfahrungen, zu erwarten, dass durch eine Kombinationsbehandlung die depressiven Symptome gebessert und auf ein erträgliches Maß reduziert werden. Einige Symptome, wie z. B. Schlafstörungen oder Energie- bzw. Interesselosigkeit verschwinden ganz, während andere sich als hartnäckiger erweisen. Sie dürfen Linderung, deutliche Verbesserungen und beachtliche Fortschritte erwarten. Psychotherapie stößt Veränderungen an, die Sie dann selbst weiterführen können.

3.3.5 Was kann ich zu meiner Behandlung beitragen?

Ihr Beitrag zu einer erfolgversprechenden Behandlung der chronischen Depression beginnt bereits in den ersten Kontakten mit einem Psychotherapeuten. Für die Erfolgsaussichten einer Psychotherapie ist es sehr wichtig, dass Ihnen die Person der Psychotherapeutin/des Psychotherapeuten „liegt“. Sie sollten Vertrauen zu ihr/ihm fassen können, sich sicher sein, dass Sie sich ihr/ihm öffnen können und bereit sein, mit ihr/ihm über einen längeren Zeitraum zusammenzuarbeiten. Ist dies nicht gegeben, erscheint es nicht sinnvoll, mit dieser Person eine Psychotherapie zu beginnen. Versuchen Sie also die allerersten Kontakte auch dafür zu nutzen, sich für oder gegen diese konkrete Psychotherapeutin/diesen Psychotherapeuten zu entscheiden. Sollte sie/er Ihnen nicht liegen, so ist es angemessen das anzusprechen und sich an andere Psychotherapeuten zu wenden.

Ist diese Entscheidung gefallen, ist es ganz wesentlich, dass Sie sich auch an der Gestaltung und der Umsetzung Ihrer Therapie aktiv beteiligen. Nur wenn für Sie nachvollziehbar ist, weswegen ein Psychotherapeut bestimmte Schritte im Rahmen der Behandlung mit Ihnen gehen möchte, und Sie mit diesem Vorgehen einverstanden sind, werden Sie auch so in der Therapie mitarbeiten können, dass Sie gute Chancen auf eine Verbesserung Ihres Befindens haben. Haben Sie hingegen Zweifel daran, ob die angebotene Behandlung die richtige für Sie ist, sollten Sie dies unbedingt ansprechen. Sie müssen keiner Behandlung zustimmen, wenn Sie nicht davon überzeugt sind, dass sie Ihnen auch helfen kann. Das bedeutet nicht, dass es im Rahmen einer Behandlung nicht auch einmal zu Zweifeln kommen darf. Erfahrungsgemäß kommt es sogar relativ oft vor, dass Patienten während einer Therapie auch einmal Zweifel daran haben, ob dieser Weg wirklich der richtige für sie ist. Vor allem kommen derartige Zweifel dann auf, wenn schwierige Schritte anstehen, die große Überwindung bedeuten. Wichtig ist aber, dass Sie derartige Zweifel immer direkt besprechen. Oft lösen sich die Zweifel durch ein offenes Gespräch schnell wieder auf und einer aktiven Mitarbeit von Ihrer Seite steht nichts mehr im Weg. Sollten sich die Zweifel hingegen nicht auflösen lassen, dann ist die Therapiemöglichkeit, die Ihnen der Therapeut anbietet, vielleicht wirklich nicht die richtige für Sie.

Wenn Sie sich schließlich mit Ihrer Psychotherapeutin/Ihrem Psychotherapeuten auf einen konkreten Behandlungsplan geeinigt haben, können Sie den Therapieerfolg maßgeblich durch Ihre aktive Mitarbeit beeinflussen. Psychotherapie beruht auf der Zusammenarbeit (Experten nennen es „kooperatives Arbeitsbündnis“) zwischen Patient und Therapeut. Beide entscheiden gemeinsam, welcher Schritt als nächstes gegangen werden soll und was die einzelnen Zwischenziele sind. Darüber hinaus wird bei CBASP (doch auch bei anderen Therapieformen) mit Aufgaben zwischen den Therapiesitzungen gearbeitet. Diese Aufgaben haben den Zweck, dass Sie die Erkenntnisse, Erfahrungen bzw. neuen Fertigkeiten, die Sie in der Therapie erwerben, auf Ihren Alltag übertragen. Manche Patienten sind von dieser Praxis zunächst etwas irritiert. Wenn Sie sich jedoch vor Augen halten, wie viele Stunden eine Woche hat und dass davon lediglich über eine oder zwei Stunden Behandlungssitzungen pro Woche stattfindet, ist nachvollziehbar, dass zur Behandlung, vor allem einer chronifizierten Erkrankung, auch „Arbeit“ zwischen den Sitzungen erforderlich ist. Es gibt zudem Studien, die belegen, dass der Erfolg einer Therapie durch die regelmäßige Durchführung dieser Aufgaben deutlich gesteigert werden kann. Psychotherapie besteht also nicht aus einer oder zwei Stunden pro Woche, sondern die gesamte Wochenzeit ist Teil einer Psychotherapie.

Weiter wichtig ist, dass Sie Geduld mitbringen. Viele Patienten erwarten, dass eine Psychotherapie ihre Probleme innerhalb von wenigen Wochen lösen kann. Das geht nicht, selbst wenn Sie kooperativ sind und gut mitarbeiten. Was sich über Jahre in das Erleben, das Denken, das Verhalten eingegraben („geprägt“) hat, lässt sich nicht innerhalb von wenigen Wochen verändern. Betrachten Sie eine Psychotherapie als einen Prozess und einen Weg, auf dem Sie allmählich, Schritt um Schritt vorankommen. Seien Sie sich bewusst, dass es auch zu Umwegen und Rückschlägen („Frustrationen“) kommt. Loben Sie sich für jeden kleinen Schritt! Halten Sie sich vor Augen, dass nur die Wahrnehmung und Anerkennung auch der kleinen Erfolge Sie in der Therapie voran bringt und motiviert hält, den „steinigen Weg“ (die Psychotherapie) weiter zu gehen.

3.3.6 Was kann ich von der Behandlung erwarten?

Eine ambulante Psychotherapie chronischer Depressionen ist in der Regel als Langzeittherapie von meist 60 bis 80 Sitzungen über mindestens 1 bis 2 Jahre angelegt. Zu Beginn der Behandlung ist ein engerer Kontakt mit häufigeren Therapiesitzungen pro Woche empfehlenswert. Es sollten zwei Therapiestunden wöchentlich stattfinden. Zudem können bei manchen Patienten phasenweise stationäre Behandlungen (z. B. in suizidalen Krisen) erforderlich sein. Eine Psychotherapie der chronischen Depression endet nicht abrupt, sondern geht in eine „Erhaltungsphase“ zur weiteren Stabilisierung des Behandlungserfolgs, zur Krisenbewältigung und zur Reduzierung des Rückfallrisikos über. In dieser Schlussphase einer Psychotherapie sind die Behandlungssitzungen weiter auseinander liegend. Oft nur monatlich, doch bei Bedarf (Krise, drohende Verschlechterung) auch wieder häufiger.

Eine ambulante Psychotherapie chronischer Depressionen erfolgt meist in Kombination mit einer medikamentösen Therapie. Daher sind bei der Behandlung häufig ein Psychiater (verordnet die Medikamente und macht die körperlichen Untersuchungen) und ein Psychotherapeut beteiligt. Beide stimmen sich in ihren Behandlungsmaßnahmen ab, da beiden die Genesung des betroffenen Patienten zentrales Anliegen ist. Als Betroffener sollte man darauf bestehen, dass die beteiligten Ärzte und Psychotherapeuten (häufig Psychologen) von einander wissen und sich im Interesse der Betroffenen abstimmen.

Eine moderne, bei chronischen Depressionen Hilfe und Besserung versprechende Psychotherapie sollte die zuvor beschriebenen Methoden von CBASP nutzen und in einen persönlichen Behandlungsplan einbauen. Als Betroffener sollte man nach diesen Therapiemethoden fragen! Vor allem Verhaltenstherapeuten werden sich in diesen Methoden aus- und weitergebildet haben. Doch lassen sich diese CBASP-Methoden auch mit psychodynamischen und interpersonellen Psychotherapien kombinieren. Inzwischen beherrschen zahlreiche Psychotherapeuten die CBASP-Techniken. Darüber hinaus gibt es ein CBASP-Netzwerk und Schwerpunktzentren, etwa an den Universitäten in Freiburg, Tübingen, Mannheim, Marburg, Bonn und Lübeck. Entsprechende Informationen sind im Internet leicht zugänglich (www.cbasp-network.org).

3.3.7 Wie bekomme ich eine angemessene Behandlung und was kostet sie?

Viele Menschen, die unter psychischen Problemen leiden, trauen sich nicht, professionelle Hilfe aufzusuchen, da sie nicht wissen, wie teuer eine angemessene Diagnostik und vor allem eine Behandlung ist. Zudem sind sich viele Betroffene nicht sicher, ob die Krankenversicherung die Kosten übernimmt. Sowohl private wie gesetzliche Krankenkassen übernehmen die Kosten für eine Psychotherapie.

Merke:

Die gesetzliche Krankenversicherung übernimmt die Kosten für folgende drei Psychotherapieverfahren: Verhaltenstherapie, tiefenpsychologisch fundierte Therapie und analytische Psychotherapie.

Wie geht man nun aber vor, wenn man eine professionelle Diagnostik und anschließend möglicherweise eine Behandlung in Anspruch nehmen möchte?

Wie bereits erwähnt, empfehlen wir, dass Sie sich entweder an einen Psychiater oder einen Psychotherapeuten wenden. Während Psychiater Medizin studiert haben, können Psychotherapeuten sowohl Medizin als auch Psychologie studiert haben. Man unterscheidet daher zwischen ärztlichen und psychologischen Psychotherapeuten.

Der Gang zum Psychiater unterscheidet sich im Wesentlichen nicht vom Gang zu anderen Fachärzten. Lediglich das Problem, weswegen Sie den Arzt aufsuchen, ist anderer Natur. Während es beim Orthopäden möglicherweise um Ihre Rückenschmerzen geht, kümmert sich der Psychiater um Ihr psychisches Befinden. Nachdem der Psychiater eine Diagnose gestellt hat, wird er Ihnen möglicherweise die Einnahme eines Medikamentes empfehlen und Ihnen ein entsprechendes Rezept ausstellen.

Nicht viel anders läuft es zunächst bei Psychotherapeuten ab. Sie melden sich bei einem niedergelassenen Psychotherapeuten an. Die ersten 5 bis 6 Sitzungen (man nennt sie „probatorische Sitzungen“) werden problemlos von den Krankenkassen bezahlt. Sie dienen neben der Diagnostik, der Problem- und Zielfestlegung, der Erstellung einer Behandlungsempfehlung, der Erfolgsbeurteilung, der Erarbeitung eines Behandlungsangebotes und der Entscheidung, ob eine erfolgversprechende Zusammenarbeit zwischen Patient und Therapeut möglich ist.

Haben die probatorischen Sitzungen ergeben, dass bei Ihnen eine behandlungsbedürftige Depression vorliegt und eine gemeinsame Basis für die psychotherapeutische Behandlung besteht, dann stellt Ihre Psychotherapeutin/Ihr Psychotherapeut einen Antrag auf Kostenübernahme bei Ihrer Krankenkasse. Dieser Antrag muss begründet sein und geht in anonymer Form an eine Gutachterin/einen Gutachter. Innerhalb von 3 bis 4 Wochen erfolgt die Entscheidung, die bei angemessener fachlicher Begründung in der Regel positiv ausfällt. Ihr Psychotherapeut sollte Ihnen diesen Antrag in jedem Fall erläutern, denn darin sind die vereinbarten Therapieziele, die Therapiemaßnahmen und der zu erwartende Behandlungsumfang konkret festgelegt. Wir halten es für angemessen, diesen Kostenübernahmeantrag einem Patienten auszuhändigen, zumindest lesen zu lassen. Damit wird der „Behandlungsvertrag“ konkreter und eindeutiger. Unklarheiten, Missverständnisse oder Unstimmigkeiten können korrigiert werden. Das erhöht in jedem Fall Ihre Behandlungsmotivation!

Merke:

Während der Begriff des „Therapeuten" nicht geschützt ist, dürfen sich nur diejenigen „Psychotherapeut" nennen, die auch tatsächlich eine angemessene professionelle Ausbildung durchlaufen haben. Neben psychologischen Psychotherapeuten gibt es auch ärztliche Psychotherapeuten. Neben diesen beiden Berufsgruppen kann man sich mit psychischen Problemen auch an einen Psychiater wenden.

Wenn Sie nicht wissen, wie Sie in Ihrer Umgebung einen geeigneten Psychiater oder Psychotherapeuten finden, dann sprechen Sie Ihren Hausarzt an. Ihre Krankenkasse hat ebenfalls Listen zugelassener Psychotherapeuten sowie alle Informationen über das Bewilligungsverfahren und die Kostenübernahme verfügbar. Auch die Landesärztekammer, doch vor allem die Landespsychotherapeutenkammer steht mit Informationen, mit Erläuterungen und Hinweisen gerne zur Verfügung.

In jedem größeren Ort gibt es heute außerdem Selbsthilfegruppen, die sich mit dem Thema der Depression auseinandersetzen. Diese von Betroffenen besuchten und selbst organisierten Gruppen wissen meist auch über die lokalen Behandlungsangebote und Schwerpunkte Bescheid und können Auskunft darüber geben.

4 Was kann ich als Angehöriger tun?

Wenn Sie dieses Buch lesen, weil Sie Angehörige, Freunde oder Kollegen haben, von denen Sie annehmen oder gar sicher wissen, dass sie unter Depressionen leiden, können Sie diese Betroffenen bei der Behandlung und der Bewältigung der Depression helfend unterstützen. In den folgenden Abschnitten möchten wir Ihnen verschiedene Möglichkeiten aufzeigen.

4.1 Sich informieren

Möchte man jemandem helfen, der unter einer chronischen Depression leidet, besteht der erste Schritt sicherlich darin, sich über das Krankheitsbild, dessen Ursachen und die Symptome zu informieren. Wenn Angehörige und Freunde gut über die Erkrankung informiert sind, können sie sich besser in den Betroffenen hineinversetzen und manche der Verhaltensweisen werden für sie verstehbar. Viele Angehörige zögern, den Betroffenen direkt auf den Verdacht, dass er unter einer chronischen Depression leiden könne, anzusprechen oder diesem direkt Hilfe anzubieten. In manchen Fällen ist die Angst oder Sorge, die hinter diesem Zögern steckt nicht ganz unbegründet, denn manch Betroffener reagiert auf ein Hilfsangebot nicht etwa einsichtig und dankbar, sondern möglicherweise sogar mit Zurückweisung. Weiß man nicht viel über das Krankheitsbild der chronischen Depression, mag einen das sehr irritieren, denn in aller Regel erwartet man eher Dankbarkeit als Zurückweisung, wenn man jemandem seine Hilfe anbietet. Ist man jedoch gut über die chronische Depression informiert, kann man sich in einem solchen Fall viel eher bewusst machen, dass die Zurückweisung nicht persönlich gemeint ist, sondern eher auf die Erfahrungen zurückzuführen sind, die der Betroffene in seinem bisherigen Leben gesammelt hat. Möglicherweise hat er oder sie nie wirklich Unterstützung und Hilfe von anderen bekommen und kann das gutgemeinte Angebot deswegen gar nicht als solches erkennen und folglich nicht annehmen. Um sich über die chronische Depression zu informieren können Sie die Kapitel 1 und 2 dieses Ratgebers lesen.

4.2 Unterstützung auf die richtige Weise anbieten

Angehörige sollten die Betroffenen direkt fragen, ob Unterstützung benötigt wird und ob sie diese von ihnen annehmen möchten. Wenn Betroffene bereit sind, Hilfe anzunehmen, ist es wichtig zu fragen welche Dinge ganz konkret hilfreich sind und wie genau die Unterstützung aussehen soll. Es ist gut, wenn es gelingt, den Betroffenen zu verdeutlichen, dass gerne geholfen wird, aber dafür ein Signal nötig ist, dass die Hilfe auch erwünscht ist. Die Entscheidung darüber, ob sich der Betroffene wirklich helfen lässt, liegt letztendlich bei ihr/ihm selbst. Man kann niemanden dazu drängen, Ratschläge anzunehmen, auch dann nicht, wenn man noch so sehr hofft, dass sich Betroffene helfen lassen. Sollte ein Betroffener die Hilfe im Moment nicht annehmen wollen, so ist es wichtig, diese Entscheidung nicht persönlich zu nehmen. Vermutlich ist es für einen Betroffenen gerade einfach nicht der richtige Moment das Hilfsangebot anzunehmen. Dann sollte man gelassen bleiben und in klarer, doch neutraler Weise mitteilen, dass das Hilfsangebot auch zukünftig gilt. Angehörige müssen auch auf sich selbst achten. Die Depression darf nicht zur eigenen Belastung werden. Hier gilt es Selbstfürsorge zu betreiben. Aussprache mit Freunden, Hausarzt oder einem Psychotherapeuten hilft. Oberstes Prinzip muss sein, dass Angehörige selbst gesund bleiben, um weiterhin als Unterstützung und Hilfe für den chronisch depressiven Patienten verfügbar zu sein.

4.3 Umgang mit Traurigkeit und Interessensverlust

Zwei zentrale Merkmale einer chronischen Depression sind die andauernde Niedergeschlagenheit und der Verlust von Interesse oder Freude an Dingen und Personen. Betroffene ziehen sich oft sehr zurück und weinen bzw. sind tief verstimmt. Das ist für jeden Angehörigen sehr belastend. Durch eine Therapie ist damit zu rechnen, dass sich die Traurigkeit und der Interessensverlust nach und nach reduzieren. Auch hier ist wieder Geduld und liebevoller Umgang gefragt. Betroffene sollten ermuntert werden, wieder aktiv zu sein und auch Dinge wieder zu beginnen, die früher Freude bereitet haben.

4.4 Umgang mit Distanziertheit

Viele Menschen, die unter einer chronischen Depression leiden, sind anderen – auch nahen Angehörigen – gegenüber sehr distanziert. Das bedeutet, dass sie wenig bis gar keine Nähe zulassen, sich nicht öffnen und manches Mal sogar feindselig reagieren. Auch in einem solchen Fall ist es hilfreich, alles über das Krankheitsbild der chronischen Depression zu wissen. Dazu gehört auch, dass Betroffene oft sehr negativ und abweisend sind. Das ist Teil der Erkrankung und nicht selten Ausdruck früher Prägungen. Es ist nicht gegen die Angehörigen gerichtet und nicht persönlich gemeint. Während einer Psychotherapie wird an diesem Verhalten und den dahinter liegenden Ursachen gearbeitet. Bis es zu Veränderungen kommt, kann es jedoch dauern.

4.5 Umgang mit Zweifeln an der Therapie

Manche Patienten mit einer chronischen Depression zweifeln an allem, daher auch an der begonnenen bzw. seit einiger Zeit laufenden Behandlung. Insbesondere zu Beginn, aber auch phasenweise im Verlauf einer Psychotherapie kommen Zweifel auf, ob die Behandlung wirklich das richtige für einen ist. Sollte ein Betroffener derartige Zweifel äußern, so ist es zunächst wichtig genau und aufmerksam zuzuhören. Angehörige dürfen nachfragen, wodurch diese Zweifel entstanden sind. In vielen Fällen werden insbesondere die ersten Therapiesitzungen als große Belastung und Anstrengung empfunden. Das ist gut nachvollziehbar, wenn man sich bewusst macht, dass in den ersten Sitzungen einer Therapie in aller Regel die gesamte Lebensgeschichte eines Patienten besprochen und entsprechend auch auf mögliche traumatische Erfahrungen eingegangen wird. Auch im späteren Therapieverlauf kann es sein, dass die Behandlung als sehr belastend und anstrengend erlebt wird. Auch das ist verständlich, schließlich versuchen die Betroffenen im Rahmen einer Therapie ihr gewohntes Verhalten gezielt zu verändern und ein Verhalten zu zeigen, das ihren sehr früh erworbenen Überzeugungen und Prägungen widerspricht. Das löst oft Angst aus, beispielsweise davor, wie andere auf das neue Verhalten reagieren werden.

Anstatt zu versuchen, dem Betroffenen die Zweifel auszureden, ist es ratsamer zu ermuntern, die Verunsicherung, die Zweifel und die Belastung in der Psychotherapie anzusprechen. Dort ist der Platz, denn dort sitzt die Expertin/der Experte, um dem zweifelnden Patienten Erklärungen zu geben, Zusammenhänge zu erläutern, Fortschritte aufzuzeigen, Bedürfnisse zu berücksichtigen, Klärung zu ermöglichen. Als Angehöriger besteht die Aufgabe darin, zu unterstützen und zu ermutigen, die Zweifel in der Behandlung überhaupt anzusprechen und so zu überwinden.

4.6 Mitarbeit in der Psychotherapie

Wie dargestellt, sind chronische Depressionen eng mit negativen zwischenmenschlichen Erfahrungen verbunden. Chronisch depressive Patienten sind meist eine Belastung für Angehörige. Daraus ergeben sich familiäre und partnerschaftliche Konflikte, ja Verwerfungen. Zur Bearbeitung und Lösung dieser interaktionellen Konflikte ist es richtig, die Angehörigen mit in die Psychotherapie einzubeziehen. Diese Mitarbeit umfasst nicht nur gemeinsame Gespräche zwischen Betroffenen, Angehörigen und Psychotherapeuten, sondern schließt auch Übungen (z. B. Kommunikationsübungen) und Alltagsgestaltungen (gemeinsame Erfahrungen) und Verhaltensänderungen mit ein. Wenn ein Angehöriger oder Freund einem depressiven Menschen wirklich helfen will, ist diese Mitarbeit in der Behandlung selbstverständlich.

5 Zum Schluss

Wir haben in diesem Ratgeber versucht, Ihnen anschaulich und nachvollziehbar zu beschreiben, was genau eine chronische Depression ist, welche verschiedenen Formen es gibt und worin man die Ursachen dieser belastenden Erkrankung vermutet. Außerdem haben wir aufgezeigt, warum diese Erkrankung nicht von alleine wieder weggeht. Wir haben uns bemüht die Behandlungsmöglichkeiten darzustellen, um Betroffenen wie Angehörigen eine informierte Entscheidung zu ermöglichen. Nach dem aktuellen Wissensstand gehört zu einer erfolgversprechenden Behandlung der chronischen Depression in jedem Fall eine spezifische, auf dieses Krankheitsbild zugeschnittene Psychotherapie. Daher haben wir diese, oft missverstandene Behandlungsform, genauer beschrieben und sind besonders auch auf „CBASP“, mit dessen zentralen Therapiestrategien, eingegangen. Die Behandlung von chronischen Depressionen berührt auch die Angehörigen der Betroffenen. Angehörige sollten nicht nur informiert sein, sondern auch zur Mitarbeit in der Therapie bereit sein. Daher versuchten wir im letzten Abschnitt den Angehörigen von Betroffenen Informationen zur Erkrankung an die Hand zu geben.

Wir hoffen, dass es uns mit diesem Ratgeber gelungen ist, Betroffene wie Angehörige umfassend zu informieren und für eine (psychotherapeutische) Behandlung zu motivieren. Nutzen Sie unsere Empfehlungen, um die richtige Ärztin/den richtigen Arzt bzw. die richtige Psychotherapeutin/den richtigen Psychotherapeuten zu finden. Auch wenn wir keine Erfolgsgarantie geben können, sind die Erfolgsaussichten gut.

Für Anregungen und Fragen erreichen Sie uns am besten per E-mail unter larissa.wolkenstein@uni-tuebingen.de bzw. hautzinger@uni-tuebingen.de, doch natürlich auch per Post unter folgender Adresse:

Eberhard Karls Universität
Fachbereich Psychologie
Klinische Psychologie und Psychotherapie
Schleichstr. 4
D-72076 Tübingen

Anhang

Literatur

Auf folgende, empfehlenswerte Literatur haben wir in diesem Ratgeber Bezug genommen:

Brakemeier, E.-L. & Buchholz, A. (2013). *Die Mauer überwinden. Wege aus der chronischen Depression.* Weinheim: Beltz.

Brakemeier, E.-L., Schramm, E. & Hautzinger, M. (2012). *Chronische Depression.* (Fortschritte der Psychotherapie). Göttingen: Hogrefe.

Hautzinger, M. (2013). *Kognitive Verhaltenstherapie bei Depressionen.* Weinheim: Beltz.

Köhler, T. (1999). *Affektive Störungen: Klinisches Bild, Erklärungsansätze, Therapien.* Stuttgart: Kohlhammer.

McCullough, J. P. (2000). *Psychotherapie der chronischen Depression. Cognitive Behavioral Analysis System of Psychotherapy – CBASP.* München: Elsevier, Urban & Fischer.

Arbeitsblätter

Arbeitsblatt: Fragen zu frühen traumatischen Erfahrungen

1

	Trifft nicht zu	**Trifft zu**
Wurden Sie von Familienmitgliedern beschimpft, verletzt oder beleidigt (z. B. als „blöd“, „hässlich“ oder „Versager“ bezeichnet)?	☐	☐
Haben Ihre Eltern Ihnen gesagt, dass es besser gewesen wäre, wenn Sie nie geboren worden wären? Oder glauben Sie, dass Ihre Eltern sich das gewünscht haben?	☐	☐
War es so, dass Sie als Kind nicht das Gefühl hatten, geliebt zu werden?	☐	☐
Würden Sie sagen, dass es das Gefühl von Nähe und Gemeinsamkeit in Ihrer Familie nicht gab?	☐	☐
Wurden Sie von einem Familienmitglied so stark geschlagen, dass Sie Verletzungen davontrugen (z. B. blaue Flecken, Kratzer)?	☐	☐
Wurden Sie von einem Familienmitglied so stark geschlagen, dass es einem Außenstehenden (z. B. Nachbar, Lehrer, Arzt) auffiel?	☐	☐
Würden Sie sagen, dass sich niemand um Ihre notwendige ärztliche Versorgung gekümmert hat?	☐	☐
Würden Sie dem zustimmen, dass es niemanden gab, der sich um Sie kümmerte?	☐	☐
Hat jemand versucht, Sie dazu zu drängen oder Sie tatsächlich gedrängt, sexuelle Handlungen mit ihm/ihr auszuführen?	☐	☐
Hat Ihnen jemand damit gedroht, Sie oder eine Ihnen wichtige Person zu verletzen oder Lügen über Sie zu erzählen, wenn Sie keine sexuellen Handlungen mit ihm/ihr ausführen?	☐	☐
Haben Sie Ihre Eltern oder andere wichtige Bezugspersonen als unberechenbar erlebt?	☐	☐
Haben Sie bereits früh in Ihrem Leben durch eine Trennung eine Ihrer Hauptbezugspersonen verloren?	☐	☐

Arbeitsblatt: Fragebogen zu den Symptomen einer Depression 2

	Trifft nicht zu	Trifft zu
Ist Ihre Stimmung oft, d. h. nahezu täglich, und über längere Dauer gedrückt oder fühlen Sie sich häufig traurig und niedergeschlagen?	☐	☐
Waren Sie in den letzten Jahren an mehr als der Hälfte der Tage und fast den ganzen Tag über traurig und niedergeschlagen?	☐	☐
Sehen Sie im Vergleich zu anderen eher die negative Seite oder die schlimmen Folgen einer Situation?	☐	☐
Haben Sie die Freude oder das Interesse an fast allen Unternehmungen und Aktivitäten verloren, die Ihnen sonst eigentlich Spaß machen?	☐	☐
Fühlen Sie sich oft erschöpft, müde und energielos?	☐	☐
Hat sich neben Ihrer Stimmung auch Ihr Appetit verändert, essen Sie also beispielsweise mehr oder weniger als sonst?	☐	☐
Haben Sie Schlafprobleme, schlafen also z. B. deutlich mehr oder weniger als sonst?	☐	☐
Haben Sie ein geringes Selbstwertgefühl, fühlen sich wie ein Versager oder sogar wertlos?	☐	☐
Haben Sie Schwierigkeiten, sich zu konzentrieren oder Entscheidungen zu treffen?	☐	☐
Haben Sie den Eindruck, dass Sie langsamer sprechen oder sich langsamer bewegen als gewöhnlich? Oder sind Sie so nervös und unruhig, dass Sie nicht mehr still sitzen können?	☐	☐
Denken Sie manchmal an den Tod, oder daran, dass es besser wäre tot zu sein?	☐	☐

Arbeitsblatt:
Erarbeitung eigener Prägungen[1]

3

Aufgabe 1

Blicken Sie auf Ihr Leben zurück und schreiben Sie diejenigen Menschen auf, die Ihrer Meinung nach den größten Einfluss auf Ihr Leben und Ihren bisherigen Lebensweg bzw. Ihrer Persönlichkeit hatten. Wir nennen diese Menschen auch prägende Bezugspersonen. Sie sind mehr als „nur" Freunde und Bekannte. Es sind Menschen, die bei Ihnen eine Prägung oder einen Stempel hinterlassen haben und deren Einfluss Ihr Leben und Ihre Persönlichkeit bis heute geformt hat. Diese Einflüsse können positiv oder negativ sein, schmerzhaft oder hilfreich oder auch ambivalent. Oft sind die prägenden Bezugspersonen Menschen aus unserer Kindheit, wie beispielsweise die Eltern, Geschwister oder Großeltern. Es können aber auch Menschen aus der Jugend oder dem frühen Erwachsenenalter sein, zum Beispiel wichtige Freunde, Lehrer oder auch der erste Partner oder die erste Partnerin. Manchmal sind es auch Menschen aus dem jetzigen Leben, wie der derzeitige Partner bzw. die derzeitige Partnerin, Ihre Kinder, Ihr Chef, wichtige aktuelle Freunde oder auch aktuelle Arbeitskollegen. Bitte schreiben Sie jetzt diese Menschen auf. Achten Sie aber darauf, dass es nicht mehr als sechs Personen sind, die Sie aufschreiben.

Sechs Personen die mich besonders geprägt haben	
______________________	______________________
______________________	______________________
______________________	______________________

1 in Anlehnung an Brakemeier, Schramm und Hautzinger (2012)

Arbeitsblatt: Erarbeitung eigener Prägungen (Forts., S. 2) 3

Aufgabe 2

Wir wollen Sie dazu einladen, die nachfolgenden Fragen zu jeder der von Ihnen notierten Personen zu beantworten. Beginnen Sie mit der ersten Person, die Sie aufgeschrieben haben. Bevor Sie dann die Fragen auch für die anderen Personen durchgehen, ist es wichtig, diese und die nächste Aufgabe (Aufgabe 3) erst vollständig für die erste Person auf Ihrer Liste zu beenden. Erst danach gehen Sie die Fragen auch für jede andere prägende Bezugsperson durch. Sinnvoll ist es, die Bezugspersonen in genau der Reihenfolge durchzugehen, in der Sie sie notiert haben.

Wir raten Ihnen die Seiten 2 bis 5 des Arbeitsblatts 3 vorab zu kopieren, um sie für jede Bezugsperson separat ausfüllen zu können.

Name der Person: ______________________________

Allgemeine Fragen

- Wie war es für Sie, mit dieser Person aufzuwachsen bzw. zu leben?
- Was war diese Person in Ihren Augen für ein Mensch?
- Wie war diese Person zu Ihnen?

____

____

____

____

____

____

____

____

____

Arbeitsblatt: Erarbeitung eigener Prägungen (Forts., S. 3)

3

Bereich Nähe/Intimität

- Haben Sie sich dieser Person auch körperlich nahe gefühlt?
- Hat diese Person Sie in den Arm genommen?
- Haben Sie miteinander gekuschelt?
- Hat diese Person Sie gestreichelt?
- Wenn ja: Hat sich diese Nähe immer gut angefühlt für Sie?
- Hat diese Person Sie auch an Körperstellen berührt, die für Sie unangenehm waren?

____

____

____

____

____

Bereich Emotionale Bedürftigkeit

- Wie hat diese Person reagiert, wenn Sie einen Wunsch oder ein Bedürfnis geäußert haben?
- Hat diese Person Sie getröstet, wenn Sie traurig waren, Probleme hatten, weinen mussten?
- Hat sich diese Person für Sie/Ihre Interessen/Ihre Probleme/Ihre Hobbys/Ihre Freunde interessiert?
- Hat diese Person mitbekommen, wenn Sie schlecht gelaunt waren?
- Konnte sich diese Person mit Ihnen freuen?

____

____

____

____

____

Arbeitsblatt: Erarbeitung eigener Prägungen (Forts., S. 4)

3

Bereich Fehler/Versagen

- Wie hat diese Person reagiert, wenn Sie einen Fehler gemacht haben (z. B. eine schlechte Note nach Hause gebracht oder etwas kaputt gemacht haben wenn es ein Elternteil betrifft; ein Wort gebrochen wenn es einen Freund betrifft etc.)
- Hat diese Person Sie bestraft, wenn Sie in ihren Augen etwas falsch gemacht haben? Wie sahen die Strafen aus?
- Hat diese Person Sie gelobt, wenn Sie etwas (besonders) gut gemacht haben?

____

____

____

____

____

____

Bereich negative Gefühle

- Wie hat diese Person reagiert, wenn Sie traurig/wütend/ärgerlich/trotzig waren?

____

____

____

____

____

____

____

Arbeitsblatt: Erarbeitung eigener Prägungen (Forts., S. 5) 3

Aufgabe 3

Nachdem Sie all die oben aufgeführten Fragen für eine Ihrer Bezugspersonen beantwortet haben, ist es wichtig, zu überlegen wie genau diese konkrete Person Sie und Ihr Leben beeinflusst hat. Stellen Sie sich dafür folgende Fragen:

Name der Person: ______________________________

Fragen zur Ableitung der Prägungen

- In welcher Weise hat diese Person Sie beeinflusst und dazu beigetragen, dass Sie so sind, wie Sie heute sind?
- Was für ein Mensch sind Sie aufgrund des Einflusses dieser Person geworden?
- In welcher Weise hat diese Person einen Stempel auf Ihnen hinterlassen bzw. welche Prägung hat diese Person bei Ihnen hinterlassen?

____

____

____

Versuchen Sie im Anschluss an die Beantwortung der Fragen, die entsprechenden Antworten in einem kurzen prägnanten Satz zusammenzufassen. Der Satz könnte beispielsweise so beginnen:

Weil ich mit dieser Person aufgewachsen bin, ist es bei mir bis heute so, dass …

Versuchen Sie, den Satz zu Ende zu führen.

____

____

____

____

Arbeitsblatt: Erarbeitung eigener Prägungen (Forts., S. 6)

3

Aufgabe 4

In der folgenden Tabelle können Sie alle Bezugspersonen und Prägungen kurz und übersichtlich zusammenfassen und bündeln:

Liste mit prägenden Bezugspersonen und daraus abgeleitete Prägungen		
Prägende Bezugsperson	**Beschreibung der Bezugsperson (reduziert auf das Wichtigste)**	**Prägung**

Arbeitsblatt: Erarbeitung eigener Prägungen (Forts., S. 7) 3

Aufgabe 5

Wenn Sie Ihre Liste mit prägenden Bezugspersonen und die daraus abgeleiteten Prägungen gesammelt haben, ist es sinnvoll, zu überlegen, welcher bzw. welche beiden der vier Bereiche *Nähe/Intimität*, *Emotionale Bedürftigkeit*, *Fehler/Versagen* und *negative Gefühle* für Sie die problematischsten sind. Bei der Zuordnung Ihrer Prägungen zu den Bereichen kann Ihnen folgende Tabelle helfen:

Zuordnung der Prägungen zu den Bereichen	
Bereich	**Prägungen, die in diesen Bereich fallen**
Nähe/Intimität	
Emotionale Bedürfnisse	
Negative Gefühle	
Fehler machen/ Scheitern	

Arbeitsblatt: Der Wochenplan[2]

4

Beispiel: ++ = sehr gut + = gut 0 = neutral – = schlecht – – = sehr schlecht

Uhrzeit	Montag	Dienstag	Mittwoch	Donnerstag	Freitag	Samstag	Sonntag
06.00 bis 07.00							
07.00 bis 08.00							
08.00 bis 09.00							
09.00 bis 10.00							
10.00 bis 11.00							
11.00 bis 12.00							
12.00 bis 13.00							
13.00 bis 14.00							
14.00 bis 15.00							

2 in Anlehnung an Hautzinger (2013)

Arbeitsblatt: Der Wochenplan (Forts., S. 2) 4

Beispiel: ++ = sehr gut + = gut 0 = neutral – = schlecht – – = sehr schlecht

Uhrzeit	Montag	Dienstag	Mittwoch	Donnerstag	Freitag	Samstag	Sonntag
15.00 bis 16.00							
16.00 bis 17.00							
17.00 bis 18.00							
18.00 bis 19.00							
19.00 bis 20.00							
20.00 bis 21.00							
21.00 bis 22.00							
22.00 bis 23.00							
23.00 bis 24.00							

Arbeitsblatt: Liste mit angenehmen Tätigkeiten[3]

5

Aktivität/Ereignis	**Angenehm?** Markierung bedeutet, es ist angenehm	**Häufigkeit** 0=nie; 1=einige Male (1- bis 6-mal); 2=Häufig (7-mal oder häufiger)
Ins Grüne fahren		
Schöne Kleidung tragen		
Für einen guten Zweck spenden		
Sich über Sport unterhalten		
Zu einem Konzert gehen		
Federball spielen		
Ausflüge oder Urlaubsreisen planen		
Für sich selbst Dinge einkaufen		
Sich künstlerisch betätigen (Malerei, Bildhauerei, Schreiben, Fotografieren, Filme drehen)		
Klettern gehen		
Religiöse Schriften lesen		
Mini-/Golf spielen		
Wohnung/Zimmer auf- oder umräumen		
Zu einem Sportevent gehen		
Selbsthilfebücher oder -ratgeber lesen		
Ein Buch/eine Zeitschrift/Gedichte lesen		
Essen gehen		
Zu einem Vortrag gehen		
Einen Poetry Slam besuchen		
Autofahren		
Ein Lied/Musikstück schreiben/komponieren		
Anderen eine Freude bereiten		
Einen Blog schreiben		

3 in Anlehnung an Hautzinger (2013)

Arbeitsblatt: Liste mit angenehmen Tätigkeiten (Forts., S. 2)

5

Aktivität/Ereignis	**Angenehm?** Markierung bedeutet, es ist angenehm	**Häufigkeit** 0 = nie; 1 = einige Male (1- bis 6-mal); 2 = Häufig (7-mal oder häufiger)
Chatten		
Im Internet surfen		
Etwas restaurieren (Möbel/Antiquitäten)		
Fernsehen		
Zelten gehen		
Sich politisch engagieren		
Positive Zukunftspläne schmieden		
Karten spielen		
Rätsel, Sudoku, Kreuzworträtsel lösen		
Mandalas ausmalen		
Tennis/Squash spielen		
Ein Bad/eine Dusche nehmen		
Sich mit Tieren beschäftigen		
Eine Stadtführung besuchen		
Singen (in einem Chor, Gesangsunterricht)		
Holz- oder Schreinerarbeiten ausführen		
Zu einer Party gehen		
Eine Fremdsprache lernen		
An einer Tagung/einem Kongress teilnehmen		
Ein Musikinstrument spielen/erlernen		
Skilaufen/Langlaufen/Snowboarden		
Theater spielen/einen Schauspielkurs besuchen		
Freunde/Bekannte treffen		
Billard spielen		
Brettspiele spielen		

Arbeitsblatt: Liste mit angenehmen Tätigkeiten (Forts., S. 3)

5

Aktivität/Ereignis	**Angenehm?** Markierung bedeutet, es ist angenehm	**Häufigkeit** 0 = nie; 1 = einige Male (1- bis 6-mal); 2 = Häufig (7-mal oder häufiger)
In den Zirkus gehen		
Zum Friseur gehen		
Leute besuchen, die krank, inhaftiert oder in Schwierigkeiten sind		
Sich ehrenamtlich betätigen		
Bowling spielen		
Gartenarbeit verrichten		
Tanzen		
In der Sonne sitzen		
Tiere beobachten		
Motorrad fahren		
Schwimmen gehen		
Ein Erlebnisbad besuchen		
Einen Vergnügungspark besuchen		
Musik hören		
Zu einer Gerichtsverhandlung gehen		
Sich massieren lassen		
Briefe/E-Mails schreiben		
Spazieren gehen		
Basketball/Volleyball spielen		
Dinge aus der Natur sammeln (Pilze, wilde Beeren, Steine)		
Einen Stadtbummel machen		
Ein Museum oder eine Ausstellung besuchen		
Tagebuch schreiben		
Kampfsport betreiben		

Arbeitsblatt: Liste mit angenehmen Tätigkeiten (Forts., S. 4)

5

Aktivität/Ereignis	**Angenehm?** Markierung bedeutet, es ist angenehm	**Häufigkeit** 0=nie; 1=einige Male (1- bis 6-mal); 2=Häufig (7-mal oder häufiger)
Yoga/Meditation betreiben		
Schießsport betreiben		
In einer Band/einem Orchester mitspielen		
Angeln gehen		
In ein Fitnessstudio gehen		
Ein Fotoalbum zusammenstellen		
Reiten		
Telefonieren/skypen		
Ins Kino gehen		
Kochen		
Backen		
Zeitung lesen		
Eine Selbsthilfegruppe besuchen		
Tischtennis spielen		
Bügeln		
Handarbeit machen (Stricken, Häkeln, Sticken, Nähen)		
Joggen/Walken gehen		
Zur Kosmetikerin gehen		
In eine Bibliothek/Videothek gehen		
Fußball spielen		
Auf einen Flohmarkt gehen		
Radfahren		
Etwas reparieren		